"博学而笃志，切问而近思"

《论语》

"正其谊不谋其利，明其道不计其功"

《春秋繁露》

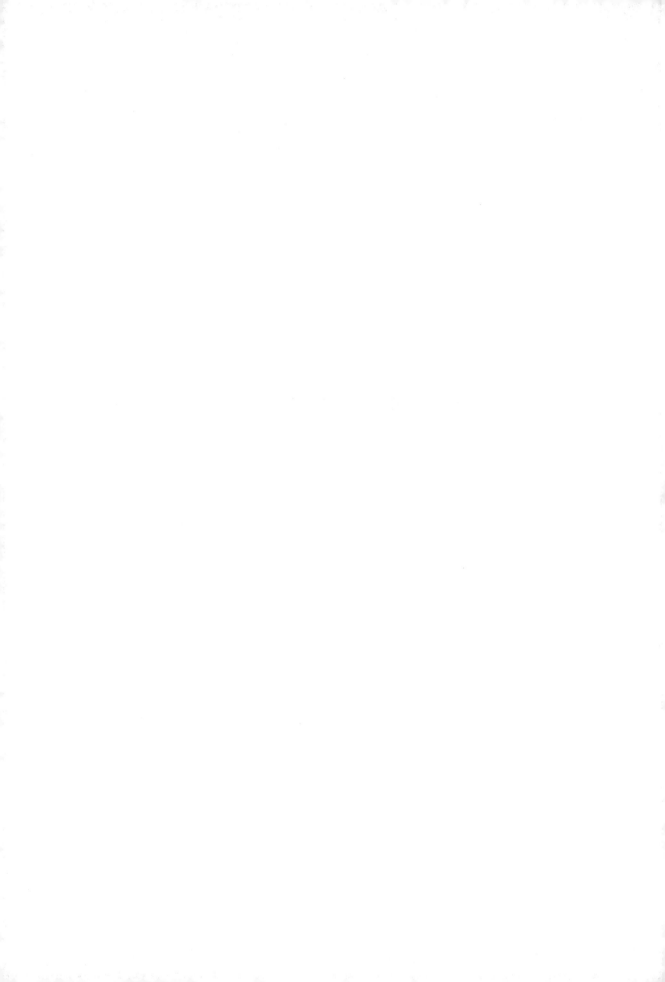

医学整合课程系列教材
Medical Integrated Curriculum

总主编·袁正宏

# 医学功能学科实验教程

## Experimental Guidebook of Medical Functional Science

主 编 · 严钰锋

复旦大学出版社

# 编　委　会

**主编**　严钰锋

**编委**　（按姓氏笔画排序）

马淑兰　王见之　王　浩　王铭洁
吕　雷　刘　俊　严钰锋　杨素荣
张　威　张亚东　饶玉良　夏春梅
徐昕红　曹银祥

# 总 序

迄今，世界高等医学教育已经走过了百年历程，随着医学科学的发展，医学知识极大丰富，学生需要掌握的新知识越来越多，知识的无限性与医学院校教育时间的有限性之间的矛盾日益尖锐。 自 20 世纪 70 年代起，整合课程（integrated curriculum）模式和以问题为基础的学习（problem based learning，PBL）课程模式随着时代发展应运而生。

整合式课程打破了学科间界限，可有效解决课程内容膨胀问题，同时按照内在的逻辑联系安排学习内容，更有助于学生学习和理解。 整合式课程在国外已实践多年，较为成熟，备受国内医学教育界关注。 国内已经有为数不少的医学院校进行了整合课程改革。但是课程整合的改革依然面临诸多问题，包括如何科学地顶层设计课程，明确教育目标，以及跨学科协调、师资培训、激励政策、改革效果的科学评估标准等问题。

复旦大学基础医学院秉承为国家培养高水平拔尖医学人才和创新型医学人才的信念，紧跟国际医学教学理念，不断深化医学教学改革，在器官系统整合式教学方面进行了有益探索。 学院将基础医学教育阶段的课程按器官系统进行整合，组织力量编写了本系列教材。 每本教材按照内在的逻辑联系从正常到异常，包括正常组织结构、生理学、常见疾病的病理学、病理生理学和药理学知识，希望有助于学生循序渐进地学习和理解。

在实际的整合式教学中，建议适当采用 PBL 方式，并与临床实际相结合，使学生不仅能掌握器官系统的结构和功能，理解人体正常生物学功能和疾病，更重要的是让学生能越过单纯的记忆事实，去抓住复杂的内在联系，并用逻辑思考进行鉴别和诊断。 我们关注学生是否真正掌握了知识，重视"教"和"学"的良性互动。 本系列教材还有配套的数字资源，包括但不限于我们自编的 PBL 案例。

希望本系列教材和数字资源能为国内兄弟院校的医学教育带来启发和参考，共同提高我国的医学教育水平，为建设"健康中国"的国家战略贡献一份绵薄之力。

2023 年新年

# 前　言

　　医学功能学科实验是一门基础医学实验课程，从诞生至今只有 20 多年的历史。 20 多年来，在无数前辈的努力探索和医学教育改革大势的推动下，这门课程的内容和方法都在不断改进和发展，日趋成熟。 医学功能学科实验的教学内容逐步从基础性、验证性实验向综合性、设计性实验发展，实验方法也越来越多地用定量实验取代定性实验。 随着科技不断进步，实验装备的精密化、自动化、信息化和智能化水平也在不断提高，更加高效和先进的实验技术也更多地应用到本课程之中。 在继续培养好医学生的"三基"（基础理论、基础知识和基本技能）之外，培养医学生的思维能力、科研能力和综合素养已成为本课程更加重要的教学目标。

　　正是由于这门课程一直在与时俱进、不断发展，出版一本内容实用且贴合教学实际的教程变得非常困难。 近年来，教学团队一直致力于教程的编写工作，但教程内容的更新远远跟不上课程内容和技术发展的速度。 这为师生顺利开展教学活动在一定程度上增加了客观上的阻碍。 编写一本有较好的时效性、实用性的教程成为教学团队多年来的追求。

　　选择在课程发展已基本成熟稳定的现在推出这本教程，也是为了保障医学功能学科实验教学工作的顺利开展，配合器官系统整合式医学教学改革的推进，支撑探索设计性实验课程的开设。 本教程的编写综合考虑了临床医学（五年制、八年制）、基础医学、预防医学、口腔医学和法医学等不同专业医学生的实际使用需求，综合了共性和个性化的实际情况，旨在给师生提供一本实验教学体系优化、实验教学内容新颖、实验技术先进并具有一定前瞻性的教材，同时也能够成为本科生、研究生和医学研究人员的参考资料。

　　本书的编写集结了复旦大学基础医学院医学实验教学中心、生理与病理生理学系和药理学系长期工作在医学功能学科实验教学一线的教师和技术人员，获得了复旦大学本科课程教材建设项目的支持，也得到了复旦大学出版社的通力合作，在此一并致以衷心的感谢！ 由于编者的水平有限，经验不足，教程内容也不断反复修改，难免有疏漏和不足之处，敬请师生读者给予指正和建议。

严钰锋

2023 年 5 月

# 目　录

# 第一章　绪论

## 第一节　医学功能学科实验课程概述

医学功能学科实验是近 20 年来形成的一门较为年轻的基础医学实验课程。该课程综合了生理学、病理生理学和药理学 3 门学科的相关实验知识和实验技能,在基础医学教育中最早实现了多个学科实验教学的实质性融合,不但达到了实验资源共享的目的,而且打破了各学科间的壁垒,形成了更加完整的实验课程体系。

生理学、病理生理学、药理学属于不同学科,20 世纪的基础医学教学中这 3 个学科都有各自相对独立的理论和实验课程。2000 年前后,各医学院校陆续开设功能(机能)学科综合性实验课程,在实验教学层面实现了学科间的融合,通过综合性实验的教学将跨学科的知识贯穿起来,以弥补分学科教学的相互割裂,避免部分内容的重复或缺失。通过这些综合性实验,学生可以连贯地观察和研究正常机体的生理现象及其原理,疾病模型中疾病的发生、发展、转归的规律以及药物处理之后的治疗效果和药物改变疾病状态的作用机制,从而达到将各学科中分散的相关知识,在实验教学中形成从正常到疾病再到治疗的临床疾病全过程的系统理解。

医学功能学科实验以动物实验为主,除少部分直接以人体为对象的实验之外,大多利用实验动物模型替代人体研究其生理状态、病理生理过程和对药物的反应。医学功能学科实验是基础医学教学中的必修内容,对医学生既能够夯实基本知识和基本理论基础,同时也能够初步培养基本技能。随着器官-系统整合式教学理念的提出和推广,跨学科的教学模式已经成为医学教育的必然发展方向,而以学生为中心、以能力培养为目标的培养理念,也对医学功能学科实验课程提出了更高的要求。

在课程中,医学生不但要完成基本知识的掌握和基本技能的训练,同时还要树立严谨的科学态度,形成科学的思维方式,提高各方面的综合素养。因此,在实验课程中,既要做到理论联系实际,将实验观察、记录、分析和理论课程的学习有机结合,又要做到在实践中形成批判性思维、逻辑思维、逆向思维等良好的思维模式,更要有意识地培养自身的知识检索、自主学习、分工合作、统筹协调、沟通表达、文书撰写、预判应急、设计创新等各方面的综合能力。

## 第二节　功能学科教学实验室守则

(1) 每次实验前,学生应自行做好预习工作,包括自行复习理论知识、检索相关文献、观看操作视频等,了解实验的目的、方法、操作步骤和注意事项。

(2) 提前抵达实验室,以确保有足够的时间做好各项准备工作。不得无故迟到和早退。

(3) 进入实验室前,必须穿好白大衣,不得穿短裤、拖鞋进入实验室。和实验无关的物品如衣物、书包、饮(食)品等均需在实验室外寄存,不可带入实验室内,以防污染。

(4) 进入实验室后分组就坐,并保持安静和严肃的科学气氛,不可嘈杂喧哗。

(5) 实验分组进行。每组学生实验前协调好每位成员的明确分工,分别负责实验的手术、操作、助手、设备使用和结果记录等工作。每次实验的主要操作者应轮换担任,确保每人都有足够的训练机会。

(6) 实验开始前,学生凭有效证件去指定地点领取器械、耗材和试剂药品,并根据清单仔细核查有无缺损,并妥善放置。实验动物在老师发布指令后方可领取,不要提前擅自捉拿。

(7) 对实验室内已准备好的未知设备和装置,包括电脑软件和实验仪器的设置,不可擅自更改,以免引发安全事故和影响实验进程。

(8) 实验中,认真听取指导教师的讲解和指导。按照教程中描述或老师教授的方法操作,尤其是老师强调的实验注意事项要严格遵照执行。

(9) 实验中注意节约药品和耗材、爱护仪器设备和善待实验动物。

(10) 实验中仔细观察实验反应和现象。及时详细记录实验结果和数据,对实验中所做的每一项处理,在实验记录(如曲线图等)中均要作出标注,保存好实验的原始记录。

(11) 实验中正确处置各种垃圾和废弃物,实验结束后须将器材清洗擦干,清点药品;器械按清单整理恢复原样后归还并取回证件;剩余药品和空的容器不要丢弃,应全部归还。

(12) 实验结束后,将本组实验台清理干净,恢复原样,关闭仪器设备、电脑、水和气体阀门,垃圾分类处理,经老师检查无误后方可离开。

(13) 合理安排值日工作,包括打扫实验室卫生,关闭水、电、气等开关阀门,确保实验室安全。

(14) 实验过程中或实验结束后,如有实验器材、设备损坏的,须及时汇报,并协助老师进行更新;非正常使用造成实验设备、器材损毁且后果严重的,需做出书面说明并酌情赔偿。

(15) 实验结束后,按要求书写实验报告,并按时通过指定途径上交。

## 第三节　实验报告

实验报告是对整个实验及其结果的总结汇报性记录,主要反映学生对实验原理和设计的理解,对技术方法掌握的程度,对实验结果的评价与分析等,其重要性不亚于实验本身。因此,在每次实验结束后,每个同学都必须根据实验全过程及其结果如实书写实验报告。实验报告应按照科技论文的风格撰写,按下述内容项目和格式书写,并要求文字简洁明了。

(1) 姓名、学号、班级、指导老师、实验日期。

(2) 实验名称。

(3) 实验目的。

(4) 实验动物(包括种属、性别、体重、数量等)。

(5) 药品与器材:实验中实际使用的药品(包括剂型、规格和数量)、仪器(包括型号和生产单位)、材料(包括型号、规格、数量)。

(6) 实验过程(步骤):如实按序描述实验中的每一步操作,如实际操作与实验指导有出入,应按实际情况描述,不可直接复制实验指导内容。如有特殊处理可做特别说明。注明实验中使用的主要实验器材和设备的名称及型号。

(7) 实验结果:以实验原始记录为根据,用文字、图表、描记曲线等来表示实验中观察到的现象。数据必须真实、准确、可靠,不得造假。

(8) 讨论:结合已学过的理论知识,针对所获得的实验结果及整个实验过程进行理论分析和论证,阐明自己对实验过程及其结果的见解。

(9) 结论:是对实验过程和实验结果的评价与总结,要有根据和科学性,语句要简明扼要。

# 第二章　实验动物基本知识

## 第一节　实验动物分类及功能学科实验常用实验动物

### 一、实验动物分类

实验动物(laboratory animals，LA)是指经人工培育或人工改造，对其携带的微生物和寄生虫实行控制，遗传背景明确或清楚来源，用于科学研究、教学、生物制品或药品检验，以及其他科学实验的动物。这里需要明确，实验动物和实验用动物(experimental animals或animals for research)是两个不同的概念，实验用动物是在实验过程中使用的动物，包括实验动物和非实验动物(经济动物如猪、牛、羊等家畜；野生动物如蟾蜍等)。根据实验动物遗传质量标准化和微生物质量标准化的要求，可将实验动物进行不同的分类。

#### （一）按实验动物遗传质量标准化要求进行分类

1. **近交系动物(inbred strain animals)**　近交系动物也称纯系或纯种动物，是指在全同胞兄弟姐妹之间或亲代与子代之间的交配传代在20代以上的动物品系。交配传代越多，则其异质基因(杂合度)越少，遗传基因纯化度越高。

2. **突变系动物(mutant strain animals)**　突变系动物是稳定保持有特殊的突变基因的动物品系，即由于动物的某些基因发生变异后，能够稳定的遗传下去，而产生的一个突变品系。此类动物个体具有同样的遗传缺陷或病症，如肿瘤、白血病、糖尿病、高血压和裸鼠(无胸腺和无毛)等，在医学研究中具有极大的应用价值。

3. **杂交群动物(hybrid animals)**　杂交群动物也称杂交一代动物或系统杂交动物，简称F1动物，是指两个不同近交系动物经过有计划、有筛选的杂交而产生的第一代动物(F1)。其特点是既具有近交系动物的遗传特点，又获得了杂交优势，与近交系动物有着相同的实验效果。

4. **封闭群动物(closed colony animals)**　在同一杂交群体中，在不引入外来个体的条件下进行随机交配繁殖，封闭性繁殖达4代以上的群体称为一个封闭群。封闭群动物也称远交群动物(outbred stock animals)。相对于近交系动物，此类动物的特点是其杂合性高，但在群体内又具有相对较高的遗传基因稳定性，其特有的遗传特征不易丢失，繁殖力强，某些发生基因突变的动物机体可发生某些异常或疾病，这些动物便可作为医学研究的模型。

5. **杂种动物(mongrel animals)**　杂种动物是指无计划随意交配而繁殖的动物，一般供应的动物多为杂种动物。杂种动物具有易于饲养和管理的特点，但缺点是没有保定的遗传学特征,对实验反应不规律、重复性差等。杂种动物一般适用于各种实验的筛选实验。

**(二) 按实验动物微生物质量标准化要求进行分类**

根据目前我国使用的《实验动物寄生虫等级及监测标准》(GB 14922.1)和《实验动物微生物等级及监测标准》(GB 14922.2)规定,实验动物按照微生物和寄生虫控制程度,分为普通动物、清洁动物、无特定病原体动物和无菌动物(悉生动物)4个级别。

1. **普通动物(conventional animals,CV)**　普通动物是指饲养在开放系统中,在微生物控制上要求最低,不携带人兽共患疾病和动物烈性传染病的动物。普通动物只达到实验动物微生物学质量控制中的基本要求,对实验结果的反应性较差,因而,国际上普遍认为仅可作为生物医学中示教使用或作为某些实验方法探索的预实验使用,不可供科研、生产和检验使用。

2. **清洁动物(clean animals,CL)**　清洁动物是指除不携带有普通动物应排除的病原之外,还不携带对动物危害大和对科学研究干扰大的病原。清洁动物是将无特定病原体动物或无菌动物,饲养于半屏障系统中,是根据我国国情而设定的一种过渡型实验动物等级。目前,在我国,清洁动物已经成为适用于大多数教学和短期或部分科研的标准实验动物,是我国标准级别的实验动物。

3. **无特定病原体动物(specific pathogen free animals,SPF)**　无特定病原体动物简称SPF动物,此类动物是指除普通动物、清洁动物应排除的病原外,不携带主要潜在感染或条件致病和对科学实验干扰大的病原的实验动物。SPF动物来源于无菌动物或悉生动物,国际上公认这类动物可以适用于全部科研实验,是国际标准级别的实验动物。

4. **无菌动物(germ free animals,GF)和悉生动物(gnotobiotic animals,GN)**　无菌动物指无可检出一切寄生生命体的动物,即用现有的检测技术在动物体内外的任何部位均检不出任何活的微生物和寄生虫的动物。无菌动物来源于剖腹产或无菌卵的孵化,饲养于隔离系统。因此,无菌动物是生来无菌的动物,主要用于特殊要求的实验研究。悉生动物也称已知菌动物(animals with known bacterial)或已知菌丛动物(animals with known bacterial flora),是指无菌动物体内植入已知微生物的动物。按照我国的微生物学质量控制分类,与无菌动物属于同一级别,必须饲养于隔离系统。悉生动物来源于无菌动物,用于针对性研究植入的一种或几种微生物相关的实验。

**二、医学功能学科实验常用的实验用动物**

医学功能学科实验常用的实验用动物从种属上分主要有两大类:一类是哺乳纲动物,包括啮齿目的小鼠、大鼠、豚鼠;兔形目的家兔;食肉目的猫、狗;偶蹄目的羊、猪和灵长目的猴、猩猩等。另一类是两栖纲动物,包括蛙和蟾蜍。

功能实验本科教学中最常使用的动物包括:小鼠、大鼠、家兔、豚鼠、蛙和蟾蜍。

**(一) 小鼠**

小鼠(mouse,mus musculus)是野生鼷鼠经过长期人工饲养和选择培育后的变种。小鼠是啮齿目中体型较小的动物。小鼠易于抓捕、操作方便,且其繁殖生产迅速,易于饲养和管理,因此是理想的实验动物。小鼠是目前世界上用量最大、用途最广、品种最多和标准化最彻底的哺乳类实验动物,广泛应用于各种医学生物学研究中。但由于小鼠体型较小,相对于较大的动物完成同样的手术难度更大,因此,在功能实验教学中多仅用于操作相对简单的实验。实验中常用的小鼠如C57BL/6小鼠、昆明种小鼠等。

（二）大鼠

大鼠(rat,rattus norvegicus)由野生褐家鼠人工驯化而成,个体间遗传学和寿龄较为一致,对实验条件反应也较为近似,常被誉为精密的生物工具,实验用量仅次于小鼠。大鼠垂体-肾上腺系统功能发达,因此应激反应性强。大鼠的血管对药物的反应敏感,血压反应灵敏,常用于研究心血管系统功能调节,尤其是血压调节。大鼠(包括小鼠)心电图中经常难见ST段,甚至有的导联也测不到T波。此外,大鼠行为表现多样,情绪反应灵敏,常用于行为学和高级神经活动的研究。大鼠激惹后具有一定的攻击性,使用时应注意操作规范和做好自我防护。实验中常用的大鼠有SD大鼠、Wistar大鼠等。

（三）家兔

家兔(rabbit)耳大,表面分布有清晰的血管,便于注射和取血。家兔减压神经(即主动脉神经)与迷走神经、交感神经干完全分开,属于传入性神经。兔胸腔中央由纵隔将胸腔分为左右两部,互不相通,进行开胸实验时,一般不需要人工呼吸。家兔为单乳头肾,易于插导管。家兔对体温变化的反应十分灵敏,最易产生发热反应,而且发热反应典型、恒定。实验中常用的家兔有大耳白兔、中国白兔、新西兰白兔等。

（四）豚鼠

豚鼠(guinea pig)原产于南美,由野生豚鼠中的短毛种驯化而来,毛色常见有白色和黑棕白三色两类。豚鼠无尾,耳圆,性情温顺、胆小,对外界刺激极为敏感。豚鼠听觉发达,耳蜗管敏感,便于做听力实验;对各种抗生素高度敏感,尤其对青霉素和四环素族的致敏性更高;切断两次迷走神经可以引起肺水肿,可用于复制典型的急性肺水肿动物模型,较其他动物症状更加明显。实验中常用的豚鼠有英国种的短毛豚鼠等。

（五）青蛙和蟾蜍

最常用于实验的两栖纲动物是无尾目中的青蛙(frog,rana nigromaculata)和蟾蜍(toad,bufo gargarizans),分别是蛙科和蟾蜍科多个属动物的总称。青蛙一词常泛指皮肤光滑、善跳的无尾目动物,以区别体肥、皮肤多疣、不善跳的种类(称为蟾蜍)。由于蟾蜍皮肤粗糙,不善跳跃,易于扑捉和抓持,传统实验中更多选用蟾蜍。

青蛙和蟾蜍为变温动物,心脏有两个心房、一个心室,心房、心室区分不明显,心脏起搏点位于静脉窦。两栖动物比哺乳动物更加低等,离体组织和器官能够在不提供恒温、氧等条件下,长时间保持存活并维持一定的生理功能,因此,常用于进行离体心脏灌流、神经-骨骼肌功能测定等离体实验。

青蛙和蟾蜍一般由野外捕捉后直接供实验室使用。但2017年之后,青蛙和蟾蜍在我国已被列为"三有动物",即有重要生态、科学、社会价值的陆生野生动物。根据我国刑法及相关法律规定,私自捕捉1只(条)就违法,捕捉20只(条)以上就构成犯罪,捕捉50只(条)以上就属于重大刑事案件。猎捕非国家重点保护野生动物的,必须取得狩猎证,并且服从猎捕量限额管理。因此,国内部分学校和研究单位采用牛蛙、非洲爪蟾等人工养殖的两栖类动物作为实验动物。

# 第二节　实验动物健康状况判定及年龄、性别辨认

动物年龄、性别、健康状况及个体差异对实验结果往往有直接影响,不同实验对这些条件有具体的要求。一般来说,最好做到性别相同、年龄一致或接近、个体状态大致相同的健康活泼动物作为实验对象,随机分配到实验组和对照组。

## 一、实验用哺乳动物健康状况判定

动物的健康状况对实验结果正确与否有直接的影响。一般情况下,健康动物对药物的耐受能力较有病动物强,有病动物易于中毒死亡。不健康的动物由于内环境已有某种程度的改变,故对各种处理反应能力降低,应激耐受力差,使实验结果失真。用于实验研究的动物除特殊要求外,必须都是健康、营养状态良好的动物。实验用哺乳动物健康状况判定如下。

1. **一般状态**　体格外观发育正常、无畸形、无外伤,体形丰满,胸廓和背部发育良好及宽阔、臀部浑圆而匀称,四肢及背部正常,行动迅速,反应灵敏,不迟钝也不亢进,步态无异常。

2. **营养状况**　营养良好,饮食和排尿、排便正常,体重不低于该年龄应达到的平均指标。腹部无膨大或塌陷,无腹泻,肛门周围无稀便或分泌物污染。

3. **皮肤和毛发**　毛发清洁、浓密、柔软有光泽,皮肤完整无缺损、无感染,无脱毛或毛发蓬乱现象。

4. **头面部**　瞳孔清晰,目光有神,结膜无充血,口鼻端湿润清洁、无大量分泌物。

5. **四肢**　四肢站立有力,无震颤或瘫软,脚掌无充血水肿,趾甲干净有光泽。

## 二、实验动物年龄的辨认

不同的实验对动物年龄有不同的要求,一般情况下采用发育成熟的青壮年动物。只有记录动物出生日期才能准确计算获知动物的年龄。通常可根据动物的体重和某些生理特征来判定它们的年龄(表2-1~表2-3)。

表2-1　大耳白兔年龄与体重的关系

| 年龄(天) | 雄性体重(g) | 雌性体重(g) | 年龄(天) | 雄性体重(g) | 雌性体重(g) |
| --- | --- | --- | --- | --- | --- |
| 30 | 530 | 530 | 210 | 3 200 | 3 510 |
| 60 | 1 180 | 1 170 | 240 | 3 400 | 3 990 |
| 90 | 1 710 | 1 790 | 270 | 3 500 | 4 240 |
| 120 | 2 380 | 2 370 | 300 | 3 630 | 4 380 |
| 150 | 2 880 | 2 880 | 330 | 3 660 | 4 460 |
| 180 | 2 890 | 3 150 | 360 | 3 730 | 4 550 |

表 2-2　SD 大鼠年龄与体重的关系

| 年龄(周) | 体重(雄/雌,g) | 年龄(月) | 体重(雄/雌,g) |
|---|---|---|---|
| 4 | 70/70 | 3 | 280/220 |
| 5 | 115/110 | 4 | 300/230 |
| 6 | 165/150 | 6 | 420/285 |
| 7 | 210/175 | 9 | 500/350 |
| 8 | 260/200 | 12 | 535/400 |

表 2-3　昆明种小鼠周龄与体重的关系

| 年龄(周) | 体重(雄/雌,g) | 年龄(周) | 体重(雄/雌,g) |
|---|---|---|---|
| 0 | 2.01/1.95 | 5 | 33.25/27.90 |
| 1 | 5.82/5.54 | 6 | 39.25/32.80 |
| 2 | 8.35/7.90 | 7 | 39.90/34.70 |
| 3 | 14.80/13.55 | 8 | 40.05/34.80 |
| 4 | 22.66/21.35 | | |

### 三、实验动物性别的识别

性别对一些实验的影响不大,可以雌雄搭配或各半,混合使用。但对一些特定的实验,性别对于实验结果有影响,如骨折愈合受雌鼠动情周期的影响,此类实验宜选用特定性别的动物。

1. **小鼠、大鼠的性别识别**　成年鼠雄性有明显膨起的阴囊和阴茎,雌性有明显的乳头和阴道口,因此较易区分。此外,性别判定有以下识别要点:外生殖器(阴蒂或阴茎)距离肛门间隔短的是雌性,间隔长的为雄性(图 2-1)。

2. **豚鼠的性别识别**　豚鼠的性别也容易通过外生殖器的形态来判定。雌性外生殖器阴蒂突起比较小,用拇指按住这个突起,其余指拨开大阴唇的被褶,可看到阴道口,但是一定要注意,豚鼠的阴道口除发情期以外有闭锁膜关闭着。雄性外生殖器有包皮覆盖阴茎的小隆起,用拇指轻轻按住包皮小突起的基部,龟头突出容易判别。

3. **家兔的性别识别**　家兔根据雌性阴道口的存在及雄性阴囊部膨胀和阴茎的存在相区别。此外,可根据肛门和尿道开口处之间的距离以及尿道开口部的形态来判别,雄性肛门和尿道开口部之间的距离是雌性的 1.5~2 倍。手指按压靠近尿道开口处的下腹部,雌性肛门和尿道开口部之间的距离不明显伸长,尿道开口依然指向肛门方向;雄性则距离明显伸长,尿道开口指向肛门相反的方向。雌性的尿道开口部形状是裂缝,细长形;雄性则是圆筒形(图 2-2)。

4. **蛙类的性别辨认**　将蛙皮肤提起,雄性通常会发出叫声。提起蛙,前肢做拥抱状为雄性,前肢伸直则为雌性。另外,可观察蛙前趾蹼上有无棕褐色小突起(通常分布在拇趾和食趾间的蹼上),有为雄性,没有则为雌性。

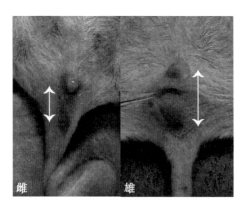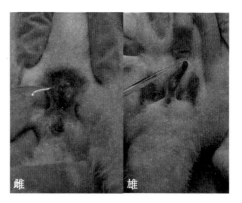

图 2-1　大、小鼠的性别判定　　　　　图 2-2　家兔的性别判定

# 第三节　实验动物选择原则

从理论上讲,绝大部分哺乳动物和两栖动物都能用于医学实验,但不同类型的实验有不同的实验目的和要求。因此,应针对实验目的和要求,结合各种实验动物的生物学特性,根据以下原则进行选择。

## 一、易获性原则

小型啮齿动物具有多胎性、繁殖周期短、易于饲养的优点,因此,可大量饲养用于实验;而一些不具有多胎性、繁殖周期长的动物,如灵长类、受国家保护的稀有品种动物不宜选择用于实验。

## 二、经济性原则

猪、羊等家畜也具有多胎性、繁殖周期短、易于饲养的优点,但体形大、成本高,通常较少选择用于实验。

## 三、可控性原则

有些动物具有较强的攻击性,如大型犬科动物,一般教学实验不宜选择。如有特殊实验要求,应由专业人员缚捉与麻醉,或用于示教实验。

## 四、相似性原则

根据实验目的及要求,功能学科实验需选择与人体功能、代谢、结构及疾病特点具有相似性的动物。如研究皮肤散热功能就不能选择无皮肤汗腺的犬类动物,研究基础代谢功能就不能选择两栖动物。

### 五、重复性和均一性原则

为保证实验结果的可重复性以及稳定性和可靠性,应选用标准化实验动物,排除因遗传上的不均质而引起的个体反应差异和动物所携带微生物、寄生虫及潜在疾病等对实验结果的影响。

## 第四节　实验动物保护

### 一、概述

医学功能学科实验大部分为动物实验,实验过程中必然会给动物造成巨大的痛苦,甚至夺取其生命,因而引发了许多争论。事实上,这种争论早在 18 世纪就开始了。由于不同国家、不同民族的文化背景和宗教信仰不同,人们对待动物的态度也存在很大差异,但主流的观点是:动物是有感觉的生命,它们在自然界里应当有合法的地位,人类要善待动物,要尊重动物的生存权。基于这一观点,形成了两种主要的动物伦理学倾向,即激进的"动物保护主义"和理智的"3R"原则。

激进的"动物保护主义"认为,无论实验本身对人类或动物有多大益处,人类都无权使用动物进行实验。据此理念,从 20 世纪 70 年代起,某些国家激进的动物保护主义组织打着人道主义的旗帜,频繁冲击医学研究机构和高校实验室,放走动物、捣毁设备、焚烧资料,严重破坏了这些机构的正常秩序,使许多有益于人类和动物的研究工作不能顺利进行。因此,激进的"动物保护主义"是不利于人类社会的进步和发展的。

比较理性的动物保护主义者从人类和动物的最高利益出发,认真思考动物保护问题,主张在进行对人类或动物有益的实验的同时,又要合理保护动物,使动物避免不必要的痛苦、不安和死亡。1959 年,W M S Russell 和 R L Burch 提出"3R"原则就是这种理性思考的结果。

### 二、"3R"原则

1959 年,英国的动物学家 W M S Russell 和微生物学家 R L Burch 出版的《人道主义实验技术原理》一书,第一次全面系统地提出了以实验动物减少(reduction)、替代(replacement)与优化(refinement)作为目标的动物实验替代方法理论,即"3R"理论。

#### (一)减少

减少(reduction)是指如果某一研究方案中必须使用实验动物,同时又没有可行的替代方法,则应把使用动物的数量降低到实现科研目的所需的最小量和最少使用次数。使用较少量的动物获取同样多的实验数据或使用一定数量的动物获取更多的实验数据。如使用遗传质量高度均一的近交系动物,在可能情况下,不同的研究课题合用同一批动物,改进实验设计与统计方法,合理减少实验样本数等。

#### (二)替代

替代(replacement)是指使用低等级动物代替高等级动物,以小动物实验替代大动物实验,或不使用活着的脊椎动物进行实验,而采用其他方法达到与动物实验相同的目的。例如,以单细胞动物、细胞、微生物和组织替代器官和整体动物,以另一品种替代难以获得或受法律保护的品种,以电子模拟替代实验的实际进行。

### (三)优化

优化(refinement)是指在符合科学原则的基础上,通过改善动物设施、饲养管理和实验条件,精选实验动物、技术路线和实验手段,优化实验操作技术,尽量减少实验过程对动物机体的损伤,减轻动物遭受的痛苦和应激反应,使动物实验得出科学的结果。

### 三、在功能学科实验中学生应如何保护动物

国务院 1988 年批准由国家科委颁发了《实验动物管理条例》(2011、2013、2017 年 3 次修订),根据此条例和其他相关国家法规的基本精神,结合动物伦理和动物福利的要求,进行功能学科实验学习时应做到以下 6 个方面。

(1)实验前,进行实验学动物实验操作培训,实验全过程严格遵守操作规范。

(2)实验中必须爱护动物,严禁戏弄、伤害、虐待动物,如拔除须毛、提拉耳朵、倒提尾巴或后肢、以锐器伤害动物身体和皮毛等行为。

(3)严格按照要求对动物进行麻醉,在未达到应有的麻醉状态前,不能进行手术。对清醒的动物应进行一定的安抚,以减轻它们的恐惧和不良反应。

(4)实验过程中,仔细观察动物的状态和反应,如果出现麻醉失效,应及时补充麻醉剂。

(5)手术操作要轻柔准确,避免粗鲁的动作或随意牵扯、翻动动物内脏器官,手术切口应用温生理盐水纱布覆盖。

(6)实验结束后,对能够存活的动物给予及时治疗和照顾,使之尽快恢复健康;对于难以存活而需要处死的动物,应尽快采取安乐死措施,以免除其痛苦。

# 第三章　动物实验基本技术

随着科学的发展,动物实验已成为医学科学研究和教学工作及相关学科研究中必不可少的重要手段。通过对动物的实验、观察和分析,来研究和解决医学上存在的许多问题。动物实验方法是多种多样的,且不断有新的方法诞生,在医学的各个学科领域内都有其不同的应用,但有一些基本的实验方法则是具有共性的,如健康动物的识别、选择、抓取、保定、麻醉、脱毛、给药、采血、取尿、急救、处死、尸检等,不论从事何种课题的医学实验研究都涉及这套实验动物基本操作方法。

动物实验按机体水平不同可分为整体实验和离体实验。整体实验是指对完整机体所施行的实验,例如,动物经动脉插管后直接法测定动脉血压、呼吸功能的测定、肠系膜微循环的观察等,这些实验都是在完整的生命环境中进行的。在肠系膜微循环观察时,仅将肠系膜拉出腹腔置于显微镜下观察,并未切断其和机体的联系。离体实验是指将机体中需要进行实验的组织或器官分离出体外,在特定的条件下,保持其生理活性,并单独对其进行实验。根据实验目的和要求,离体实验的标本可以是分子、亚细胞、细胞、组织或器官。

动物实验按时间长短则可分为急性实验和慢性实验。

功能学科实验中常用的动物实验方法有以下2种。

1. **动物疾病模型复制**　这是研究人类疾病的发生、发展和转归规律以及防治方法和药物作用机制的重要手段之一,此方法是动物实验最基本的方法。最好选择与人类疾病相同的动物自发疾病模型,如自发性高血压大鼠,是比较理想的人类疾病动物模型。采用人工的方法使动物在一定致病因素(机械、化学、生物或物理等)作用下,造成动物的组织、器官或全身的一定损伤,产生特定的功能和代谢改变,也可复制成与人类疾病相似的动物疾病模型。

2. **在体或离体器官实验**　在体器官实验是在麻醉情况下对分离暴露的器官或组织进行观察和研究,如观察其正常状态下的功能变化并分析其机制,或观察动物在疾病和药物作用状态下,所观察的动物整体或局部器官组织的功能和代谢改变,从而分析疾病的发生机制和药物的作用机制。离体实验则是利用动物的离体组织、器官,用在体情况下无法实施的手段,观察该组织、器官的各种生理、病理生理指标的变化或药物对其的影响,如离体蛙心灌流、神经干电生理等。

无论是在体实验还是离体实验,都需要设定观察指标,而这些观察指标需要特定的方法来实现,这些方法主要有以下几种。

1. **仪器检测和体液生化测定法**　用电生理记录仪对动物各种生物电进行观察和记录,如心电、肌电、脑电等,或对动物体液(血液、尿液等)中各种生物活性物质进行测定,如各种酶、激素、电解质和凝血因子等。

2. **免疫学观察法**　注入抗原使动物致敏,制备多种抗血清或采用免疫荧光技术、酶标记免疫技术、放射免疫测定技术、免疫电镜技术等对动物免疫后的各种免疫变化进行检查。

3. **其他方法**　如条件反射法、生物遗传法、放射生物法、药物化学法等。

除了上述方法,下面介绍一些实验中常用的具体方法。

# 第一节　选择动物的一般方法

## 一、健康动物的识别

详见第二章第二节"一、实验用哺乳动物健康状况判定"。

## 二、实验动物性别的识别

详见第二章第二节"三、实验动物性别的识别"。

# 第二节　实验动物编号的标记方法

进行动物实验时,有时所需动物数量较多。为便于观察每个动物的变化情况,详细记录各种所需的实验数据,实验前需对动物进行随机分组和编号标记。常用动物编号的标记方法有多种,各自有其优缺点,实验者需按不同的实验加以选择应用。

## 一、涂色法

此法操作简便,取材容易,是动物实验中常用的编号标记方法。

（一）常用染料

1. **红色染料**　0.5％中性红或品红溶液。

2. **黄色染料**　3％～5％苦味酸溶液。

3. **咖啡色染料**　2％硝酸银溶液。

4. **黑色染料**　煤焦油的乙醇溶液。

（二）标记规则

根据实验动物被毛颜色的不同,选择不同化学药品涂染动物背部被毛即可。

1. **兔、猫、狗等动物的标记方法**　可用毛笔蘸取不同颜色的染料溶液直接在动物背部涂写号码。若用硝酸银溶液涂写,则需在日光下暴露 10 min 左右,才可在涂写处见到清晰的咖啡色号码字样。其颜色的深浅,决定于在日光下暴露时间的长短和日光的强弱。涂写时,实验者最好戴上手套,以免硝酸银溶液溅到手上使皮肤着色而致难以洗去。

2. **大、小鼠标号**　通常在动物的不同部位涂上有色斑点来表示不同的号码。常用规则是:左前腿代表 1、左后腿代表 2、右前腿代表 3、右后腿代表 4、头部代表 5、尾基部代表 10、

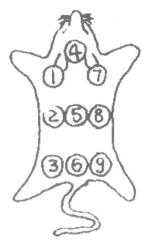

**图3-1 鼠标记方法**

1＋5＝6、……10＋1＝11，余类推。此法只能编到19号，用于少量动物。

如动物数多可采用另一种编号方法：如左前腿为1、左腰部为2、左后腿为3、头部为4、背部为5、尾基部为6、右前腿为7、右腰部为8、右后腿为9（图3-1）。若动物编号超过10或更大数字时，可使用两种不同颜色的溶液，如把黄色定为个位数，红色定为十位数。例如，在左前腿上标记红色和黄色斑点，表示为11；而头顶红色斑点，右后腿黄色斑点，则表示49，依此类推。

此法缺点是深色被毛的动物不宜采用。

**二、穿耳打孔法**

用专门的打孔器，在耳朵的不同部位打孔或打缺口来表示一定号码，是小鼠标记的常用方法之一。习惯上，耳缘内侧打一小孔，按前、中、后分别标为1、2、3号；若在耳缘部打成一缺口，则分别表示4、5、6；若打成双缺口状，则表示7、8、9号。右耳表示个位，左耳表示十位数。再加上右耳中部打一孔表示100，左耳中部打一孔表示200，按此法可编至400号。

**三、挂牌法**

此法简便实用，常用于狗、猴、猫等大动物的编号。将号码烙压在圆形或方形金属牌上，金属牌常用铝板或不锈钢制作，可长期使用而不生锈。实验前，用铁丝穿过金属牌上的小孔，固定在狗链条上。亦可将号码直接烙在拴动物的皮带上，将此颈围固定在动物的颈部。

**四、其他方法**

**（一）被毛剪号法**

用剪刀在动物背部的被毛上剪出号码。此法编号清楚、可靠，便于实验者观察，用大动物做实验时常采用。

**（二）人工针刺号码法**

用手拔去兔耳的被毛，采用人工针刺号码，刺后涂以乙醇黑墨汁即可。

**（三）烙印法**

采用号码烙印钳将号码烙在兔、豚鼠的耳朵上。

# 第三节　实验动物的抓取和保定

正确地抓取、保定动物是为了不损害动物健康，不影响观察指标，并防止被动物咬伤，确保实验顺利进行。

### 一、小鼠的抓取、保定方法

小鼠性情温顺，一般不会主动咬人，但取用时动作也要轻缓。抓取时先用右手抓取鼠尾提起，放在其前爪能抓牢的物体表面稍向后提，或放在实验台上，在其向前爬行时，用左手拇指和示指迅速捏住其后颈部皮肤，把鼠体置于左手心中，将鼠尾用无名指和小指压在手掌上（图3-2）。右手即可进行各种操作如灌胃，皮下、肌内和腹腔注射等。

如进行解剖、手术、心脏及尾部采血和尾静脉注射时，则需将小鼠作一定形式的保定。解剖手术和心脏采血等均可使动物先取仰卧位（必要时先进行麻醉），再用大头针或线绳将鼠前后肢依次保定在木板上（图3-3）。尾静脉取血或尾静脉注射时，可用小鼠尾静脉注射架保定；或让小鼠钻入适当大小和重量的容器内，只露出尾巴，这种容器应能够压住尾部不让其活动；或把小鼠放在一小黑布口袋内，小鼠趋黑，向前爬动，在尾部将小布口袋缩口，保定小布口袋后，可进行尾静脉注射或尾静脉采血等操作。如只想挪动小鼠，可用两手把它捧起或用右手拇指和示指的指腹抓住尾部中央将小鼠倒提起来。

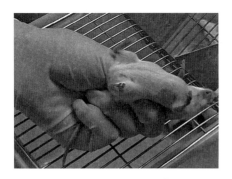

图3-2　小鼠的捉拿方法

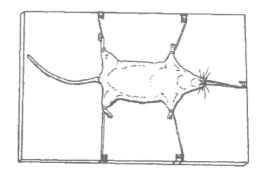

图3-3　小鼠的保定方法

### 二、大鼠的抓取、保定方法

4～5周龄以内的大鼠抓取方法与小鼠相仿，即抓住尾部提起，周龄较大的大鼠提抓尾巴时，因尾部皮肤容易被剥脱，故抓取时以抓捏颈背部皮肤为宜。由于大鼠比小鼠牙尖性猛，不易用袭击方式抓取，以防大鼠在惊恐或激怒时咬伤手指，提拿时最好戴上防护手套，轻轻抓住尾巴后提起，置于试验台上，保定方法随操作目的而定。如需尾静脉取血或注射，可将大鼠放入保定盒内或用小黑布口袋装大鼠，使其只露尾部；如要腹腔注射或肌内注射或灌胃，可用右手提住鼠尾，将鼠放在鼠爪能抓牢的物体表面，如铁丝笼子，稍向后拉鼠尾，鼠身被拉长，用左手手心贴住大鼠背部（图3-4），然后迅速用示指（注意示指弯曲，用外侧）和拇指捏住后颈部皮肤（以防动物转过头来咬伤操作者的手指），同时其余三指和大鱼际捏住背部皮肤，尽可能多地捏住皮肤，即可将大鼠保定在左手中，右手可进行其他操作；如需长时间保定操作，可将大鼠四肢保定在木板上，用一根棉绳拉住两只门齿保定在头端木板边缘的钉子上。

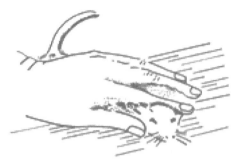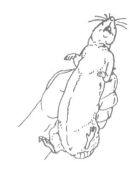

图 3-4　大鼠的捉拿

### 三、蛙类的抓取、保定方法

蛙类抓取方法宜用左手将动物背部贴紧手掌保定,以中指、无名指、小指压住其左腹侧和后肢,拇指和示指分别压住左、右前肢,右手进行操作。实验如需长时间观察,可破坏其脑脊髓(观察神经系统反应时不应破坏脑脊髓)或麻醉后用大头针保定在蛙板上,依据实验需要采取俯卧位或仰卧位保定。

### 四、豚鼠的抓取、保定方法

豚鼠较为胆小易惊,不宜强烈刺激,所以在抓取时必须稳、准和迅速。抓取幼小豚鼠时,用两手捧起来,成熟动物则用右手大把抓起来,用手保定。方法是先用手掌迅速扣住鼠背,抓住其肩胛上方,以拇指和示指环握颈部,另一只手托住臀部(图 3-5),也可用保定器保定豚鼠或将豚鼠四肢保定在木板上。

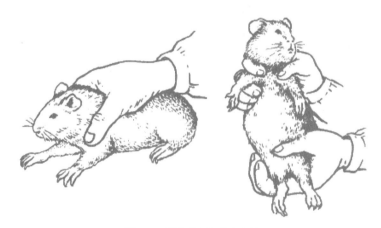

图 3-5　豚鼠的抓取保定方法

### 五、家兔的抓取、保定方法

家兔比较驯服,不会咬人,但脚爪较尖,应避免被其抓伤。进行皮下、腹腔、肌内注射或测肛温时,只需将家兔抓牢或按住即可。抓兔的方法是用右手抓住颈后部的皮厚处,提起兔,然后用左手托住臀部,使兔的体重大部分落在左手上(图 3-6)。不能单提两耳,因为兔耳并不能承担全身重量,易造成疼痛而引起挣扎。单提两耳、捉拿四肢、提抓腰部和背部都是不正确的抓法。

当只对兔的头部进行操作时，如耳静脉注射、采血等，可用兔保定器(盒)保定头部，而对兔进行测量血压、呼吸及手术时，可将兔保定在兔手术台(解剖架)上，四肢用棉绳保定在手术台两侧，另用一根棉绳拴住兔的两只门牙保定于实验台的铁柱上即可。

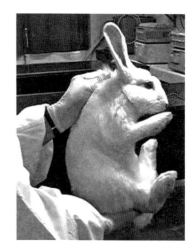

图3-6　家兔的捉拿

### 六、狗的抓取保定方法

因狗性凶悍，能咬伤人，因此进行实验时第一步就是要绑住狗嘴。驯服的狗绑嘴时可从侧面靠近轻轻抚摸其颈背部皮毛，然后迅速用布带缚住其嘴，用粗棉带从下颌绕到上颌打一结，然后绕下颌再打一结，最后将棉带索引到头后，在颈顶上打第三结(图3-7)，捆绑松紧要合适，麻醉(尤其用乙醚麻醉)后应立即解绑，以免由于鼻腔黏液阻塞而造成窒息。未经驯服用于急性实验的狗，可用特制的狗头钳夹住其颈部，注意不要夹伤嘴和其他部位，麻醉后移去狗头钳，再保定于实验台上。狗保定时先保定头部，再保定四肢。保定狗头需用一特制的狗头保定器。四肢保定方法与家兔相同。

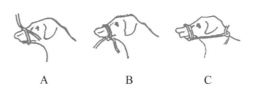

A　　　　　B　　　　　C

图3-7　狗嘴的绑扎方法

## 第四节　实验动物的麻醉方法

动物麻醉分全身麻醉和局部麻醉。

### 一、局部麻醉

亦称局部浸润麻醉。局部麻醉一般采用1%普鲁卡因溶液作为麻醉药。操作方法：将动物保定，局部手术野去毛，用左手拇指及中指将动物的局部皮肤提起使成一皱褶，并用示指按压皱褶的一端，使成三角体，增大皮下空隙，以利针刺。右手持装有麻醉药品的注射器，自三角体中点刺入皮下(有突破感，再前进时无阻力感)，并将针头平行地全部扎入，当确信针头在皮下时即可松开皱褶，注药前回抽针栓，确认无回血，再注入药液，边注药边向后退移针头，同时注意向两侧注药，直至整个手术切口部位完全被麻醉药浸润为止，拔出针头，用手轻轻揉捏注射部位皮肤，以使药液均匀弥散。如手术切口长，则在手术切口线的中点进针，在针头未退出前，将针 180°反转，向反方向刺入手术切口的另一终点，按上述方法再继续推药。注射完后 1 min 左右即可手术。

## 二、全身麻醉

全身麻醉的方法有乙醚吸入麻醉、腹腔注射麻醉和静脉注射麻醉等（具体方法参见本章第七节"实验动物的给药途径和方法"）。

### （一）乙醚吸入麻醉

乙醚为无色透明液体，极易挥发，挥发的气体有特殊的刺激味，且易燃易爆。乙醚是最常用的吸入麻醉剂，可用于多种动物的麻醉。给小动物麻醉时，可将蘸湿乙醚的棉花和小动物一起放入钟罩内，并密切观察动物的反应，如呼吸频率变化和活动情况，当动物瘫软时，说明麻醉已发生效应，可移开钟罩和棉花。注意乙醚不可吸入过量，否则会引起动物死亡。给大动物如家兔实施麻醉时，可将蘸湿乙醚的棉花放在一大烧杯中，将家兔头部保定，将烧杯套在家兔口鼻部，使其吸入杯中乙醚气体，同时检查家兔角膜反射和四肢张力，一旦角膜反射消失，四肢张力减弱或消失，即告麻醉成功，可移开烧杯。同样注意不可麻醉过深。

乙醚麻醉时需注意，因乙醚对呼吸道黏膜有刺激作用，可使其产生大量分泌物，影响肺通气。

### （二）注射麻醉

可通过腹腔或静脉注入麻醉药实施麻醉。用于麻醉的药品种类有多种，具体药物、给药途径和剂量如表 3-1 所示。

表 3-1　常用非挥发性麻醉药的用法及剂量

| 药物 | 动物 | 给药途径 | 剂量(mg/kg) | 作用时间 |
| --- | --- | --- | --- | --- |
| 戊巴比妥钠 (pentobarbital sodium) | 狗、兔 | 静脉 | 30 | 2~4 h,中途加 1/5 量,可维持 1 h 以上,麻醉强,易抑制呼吸 |
| | | 腹腔 | 40~50 | |
| | 大、小鼠 | 腹腔 | 40~50 | |
| 硫喷妥钠 (thiopental sodium) | 狗、兔 | 静脉 | 80~100 | 15~30 min,麻醉力强,宜缓慢注射 |
| | 大鼠 | 腹腔 | 40 | |
| | 小鼠 | 腹腔 | 15~20 | |
| 氯醛糖(chloralose) | 兔 | 静脉 | 80~100 | 3~4 h,诱导期不明显 |
| | 大鼠 | 腹腔 | 50 | |
| 乌拉坦(urethane) (氨基甲酸乙酯) | 兔 | 静脉 | 750~1 000 | 2~4 h,毒性小,主要适用于小动物的麻醉 |
| | 大、小鼠 | 皮下或肌内 | 800~1 000 | |
| | 豚鼠 | 腹腔 | 1 000~1 400 | |
| | 蛙 | 淋巴囊 | 20%~25% 0.1 ml/100 mg | |
| | 蟾蜍 | 淋巴囊 | 10% 1 ml/100 mg | |
| 氯醛糖乌拉坦混合液(氯1%、乌7%) | 猫 | 腹腔 | 氯醛糖 65+乌拉坦 450 | 5~6 h,对神经反射及心血管的影响较小 |
| | 兔 | 腹腔、静脉 | | |

# 第五节　实验动物的常用手术方法

### 一、实验动物的被毛去除方法

#### （一）拔毛法

此法简单实用，在各种动物作后肢皮下静脉注射或取血，特别是家兔耳缘静脉注射或采血时常用。将动物保定后，用拇指和示指将所需部位的被毛拔去即可。若涂上一层凡士林，可更清楚地显示血管。

#### （二）剪毛法

是急性实验中最常用的方法。将动物保定后，先将剪毛部位用水湿润，将局部皮肤绷紧，用弯头手术剪紧贴动物皮肤，依次将所需部位的被毛剪去。可先粗略剪去较长的被毛，然后再仔细剪去毛桩。千万注意不能用手提着皮毛剪，否则易剪破皮肤，影响下一步的实验。为避免剪下的被毛四处飞扬，应将剪下的被毛放入盛有水的烧杯内。

#### （三）剃毛法

大动物做慢性手术时常采用。先用刷子蘸温肥皂水将需剃毛部位的被毛充分浸润透，然后用剃毛刀顺被毛方向进行剃毛。若采用电动剃刀，则逆被毛方向剃毛。

#### （四）脱毛剂法

此种方法常用于作大动物无菌手术，局部皮肤刺激性试验，观察动物局部血液循环或其他各种病理变化。常用的脱毛化学药品有：硫化碱、硫化钠（$Na_2S$）、硫化钙（$CaS$）、硫化锶（$SrS$）、硫化钡（$BaS$）、三硫化二砷（$As_2S_3$）等。

常用脱毛剂配制处方如下。

（1）硫化钠 3 份、肥皂粉 1 份、淀粉 7 份，加水混合，调成糊状软膏。

（2）硫化钠 8 g、淀粉 7 g、糖 4 g、甘油 5 g、硼砂 1 g、水 75 g，共 100 g，调成稀糊状。

（3）硫化钠 8 g 溶于 100 ml 水内，配成 8％硫化钠水溶液。

（4）硫化碱 10 g、生石灰 15 g，加水至 100 ml，溶解后即可用。

各种脱毛剂用法：将脱毛部位的被毛先用剪刀剪短，以节省脱毛剂用量。用棉球或纱布块蘸取脱毛剂在脱毛部位涂成薄层，经 2～3 min 后，用温水洗涤去该部位脱下的毛，再用干纱布将水擦干，涂上一层油脂。一般脱过被毛部位的皮肤很少发生皮肤充血、炎症等现象。脱毛部位被毛在脱毛前一定不要用水洗，以免因水洗后，脱毛剂会渗透入皮肤毛根里，刺激皮肤，造成皮肤炎症等变化。

### 二、手术

功能学科实验中常用的手术有以下几种。

#### （一）皮肤切开

动物麻醉保定后，用剪刀或剃毛刀去除手术部位毛发。在切口沿线的中点两侧各

0.5 cm 处,分别用血管钳夹住皮肤,并向两侧拉开、提起使之成"一"字形皱褶,用手术剪在皱褶中点的皮肤上剪一小口,将剪刀并拢伸进切口,使剪刀宽面贴住皮肤内面并挑起,然后撑开剪刀,以使皮肤和皮下组织分离(钝性分离)。在皮肤与皮下组织分离后,再用剪刀刀刃沿切口线水平地挑起皮肤(剪刀尖向上挑起,以避免伤及皮下组织和血管)再行剪开,剪至切口的一侧终点后,向反方向作同样操作,直至达到切口要求的长度。钝性分离皮下组织,慎用剪刀,以防出血。

**(二)家兔颈部手术**

颈部手术主要包括气管插管、颈动脉插管、颈外静脉插管和分离颈部神经等。

1. **家兔气管插管术**　动物取仰卧位,按上述皮肤切开方法,自喉部下缘至胸骨柄上缘,沿颈部正中作一 5~7 cm 长的切口,钝性分离皮下组织,于正中线分开肌肉,暴露并游离出一段气管,剥离干净气管表面的筋膜组织,于气管下穿较粗的丝线备用;在甲状软骨下约 1 cm 处剪一"⊥"形切口,插入"Y"形气管插管,并用先前穿好的备用线扎紧,再将余线绕气管插管的分叉处扎紧打结,以防滑脱。

2. **家兔颈动脉插管术**　将上述切口边缘的皮肤连带下方的肌肉组织向外侧拉开,即可见在气管两侧纵行的左、右颈总动脉鞘,鞘内颈总动脉与颈静脉、颈迷走神经、降压神经伴行。用玻璃分针、纱布擦拭等方法,钝性分离出颈总动脉,剥尽周围结缔组织和筋膜,游离出足够长度的颈总动脉,尽可能向远心端游离;在动脉下穿 2 根丝线,一根备用,用另一根结扎远心端;用动脉夹夹住动脉近心端,结扎处与动脉夹间的颈总动脉长度需足够长,一般为3 cm 左右。用手术镊柄或小指指腹挑起动脉并做一定的支撑,用眼科剪在远心端结扎线的近心侧 0.2~0.3 cm 处的动脉壁上作一向心方向的斜切口,切口约为管径的一半。取一动脉导管,事先在距导管口上方 1.5 cm 处裹贴一圈胶布,将动脉导管内充满肝素溶液,并注意排尽管内气体,将管尖由切口向心脏方向插入动脉内。用穿好备用的丝线在动脉切口的近心侧 0.5 cm 处扎紧血管,并将剩余线段沿导管平行拉直,在平齐于胶布圈的远心缘用血管钳夹住双线段,在此处将两根线相互打一死结(此结应与胶布圈的远心缘平齐),再将余线绕在胶布圈远心侧的导管上打结固定,以此线段拉住导管防止其滑脱,使动脉插管与动脉保持在同一直线上,然后将动脉导管作适当固定。注意保持动脉插管的通畅。

**(三)家兔腹部手术**

主要用于分离膈肌、肠系膜微循环观察和做输尿管插管术等。

1. **膈肌暴露术**　动物取仰卧位,剪去胸腹部交界处手术部位兔毛,摸到剑突后,在其表面沿正中线纵行切开皮肤 2~3 cm(切口不宜过大,以免内脏涌出),用止血钳分离皮下组织及腹壁肌,暴露剑突。将剑突轻轻拉出,剪去其上牵连的筋膜,将剑突向头端方向提起,即可见剑突背侧的膈肌。

2. **肠系膜微循环观察术**　于耻骨联合上约 2 cm 处起,向上沿腹白线作一长 5~6 cm 的切口,逐层分离进入腹腔,推开粗大深灰色的盲肠,找到回盲部,此处有一灰白色的圆形球囊,称圆小囊;或直接找到粗大(直径约 1.5 cm,长为 7~8 cm)、光滑无皱褶、实质感强、呈灰红色、末端为盲端的阑尾(又称引突)。选取由阑尾通过筋膜牵连着的、由其盲端指向的一段小肠,此处肠系膜长、脂肪少、血管丰富,便于微循环观察。将此段小肠暂置腹腔外,将其余肠子纳回腹腔,用血管钳夹闭肠段两侧的皮肤切口。将此段小肠的系膜展开,平铺于肠系膜灌流盒中的载物台上,用于肠系膜微循环观察。

3. **输尿管插管术** 在耻骨联合上缘沿腹部正中线向上作一 5 cm 长的纵行皮肤切口,沿腹白线切开腹腔,将膀胱慢慢移出体外,暴露膀胱三角,仔细辨认输尿管,将一侧输尿管与周围组织轻轻分离。穿双线备用,先用一根线结扎输尿管近膀胱端,在结扎处近肾侧的输尿管上剪一斜切口,切口约为管径一半,把充满 0.1% 肝素溶液的细塑料管向肾脏方向插入输尿管内,并结扎保定,随后可见尿液从细塑料管内慢慢逐滴流出。术毕,用浸润温热生理盐水(38℃左右)的纱布覆盖腹部切口,以保持腹腔内温度。

(四)家兔腹股沟手术

主要用于股动脉或股静脉插管。股动脉和股静脉插管与颈动脉插管类似,所不同的是位置的区别。先在大腿根部近腹股沟处摸到股动脉搏动点,局部剪毛,以搏动最明显处为中点沿血管走行的方向作长约 4 cm 的切口。股动脉、股静脉、股神经行走于同一鞘内,位置比较表浅,切开皮肤后,即能隐约见到与大腿纵轴平行、行走于筋膜下的股动脉鞘。细心挑开筋膜,注意勿损伤下面的血管和神经,先完整挑出股动脉鞘,再在鞘下方垫以撑开的镊子或血管钳,用玻璃分针小心地逐根进行分离。其余方法与颈动脉插管相同。

(五)制备牛蛙坐骨神经、腓神经标本

1. **破坏脑和脊髓** 左手持牛蛙,腹部向下,中指在下向腹部压住双上肢,小指在上压住双下肢(夹在小指和无名指之间),用拇指压住背部,示指向下压住其吻部,使头与躯体成一定角度,充分暴露枕骨大孔部。用探针针尖沿头背部正中向下滑动,在两侧耳后缘连线前约 3 mm 处可触到一条横沟,将探针于横沟中央处经枕骨大孔向前刺入颅腔,探针向前稍向下左右搅动破坏脑。检验脑已破坏的标志是牛蛙的角膜反射消失。然后,将探针回抽至枕骨大孔,再转向后方插进椎管,边向尾椎推进边捻转,以损毁脊髓。如脊髓功能被完全破坏,则动物的四肢瘫软。

2. **制备粗制标本** 在牛蛙的骶髂关节水平以上 1 cm 处,用粗剪刀(家用剪)的一个尖端刺穿脊柱两侧皮肤,剪断脊柱,并将头和前肢连同所有内脏剪去。用左手拇指及示指夹住脊柱,右手由断面开始将皮肤与肌肉分离,向趾端方向剥去皮肤。用镊子提起泄殖孔部组织,用粗剪刀由泄殖孔处向上剪去尾骨,暴露左右两束坐骨神经。避开坐骨神经,用粗剪刀从背侧剪去骶骨,然后沿中线将脊柱剪成左右两半,再从耻骨联合中央剪开。将已分离的粗标本浸入任氏液中备用。

3. **分离坐骨神经和腓神经** 将上述粗制标本俯置于蛙板上,用蛙钉保定后肢趾端及脊柱,再在其下肢股部背侧二头肌和半膜肌之间,用玻璃分针分离出坐骨神经,分离方向应由中枢端向外周。坐骨神经完全暴露后,用线在靠近脊柱处将坐骨神经结扎,提起结扎线,将根端剪断。轻轻提起结扎线(使相连的坐骨神经干呈松弛状态,切忌紧拉神经以免神经受损),用眼科剪逐一剪断坐骨神经分支,游离并取下坐骨神经和与之相连的腓浅神经。分离过程中,操作必须精细,切忌用力牵拉和钳夹神经。神经标本尽可能长些,离体的神经忌用金属物品触碰。将神经干置于标本槽的电极上,盖上盖板,以防神经干燥。

### (六) 分离豚鼠坐骨神经、颅骨钻孔

1. **分离坐骨神经** 豚鼠麻醉后取俯卧位,剪去手术部位被毛,在右后肢沿大腿后外侧纵轴切开皮肤,于股二头肌和半膜肌之间找到坐骨神经,并用玻璃分针将其分离、穿线,然后将分离的坐骨神经置于保护电极上。

2. **颅骨钻孔** 剪去豚鼠头顶部被毛,在头顶正中纵向切开豚鼠头皮,暴露颅骨,用刀柄钝性分离骨膜,暴露颅骨缝,用颅骨钻在冠状缝与矢状缝交界处左后外侧,离冠状缝略后的位置钻一圆孔(钻孔时切忌用力过猛,以免损伤皮层影响电位引导),暴露一侧大脑体感区皮层。

### 三、心电图描记

将心电针型电极分别插入四肢踝部皮下(动作要领类似皮下注射,避免刺入肌肉内,针型电极刺入部位要对称,导线避免纵横交错,实验台上液体要及时排除),导联线按右前肢(负极)、左后肢(正极)、右后肢(参考电极或接地)的顺序连接。电极另一端连接生物信号采集与处理系统。运行实验软件程序相应实验项目,即可描记 II 导联心电图。

## 第六节　实验动物的采血方法

常见实验动物的最大安全采血量与最小致死采血量如表 3 - 2 所示。一次采血过多或连续多次采血都可影响动物健康,造成贫血或导致死亡,须予注意。

表 3 - 2　实验动物的采血量

| 动物种类 | 最大安全采血量(ml) | 最小致死采血量(ml) |
| --- | --- | --- |
| 小鼠 | 0.1 | 0.3 |
| 大鼠 | 1 | 2 |
| 豚鼠 | 5 | 10 |
| 家兔 | 10 | 40 |
| 狗 | 50 | 300 |
| 猴 | 15 | 60 |

### 一、大鼠、小鼠的采血法

#### (一) 尾尖取血

当所需血量很少时采用本法。保定动物并露出鼠尾,将鼠尾在 45℃ 温水中浸泡数分钟,也可用二甲苯等化学药物涂擦,使尾部血管扩张。将鼠尾擦干,剪去尾尖,血自尾尖流出,让血液滴入盛器或直接用移液器吸取。如需间隔一定时间,多次采取鼠尾尖部血液,每次采血

时,将鼠尾剪去很小一段,取血后,先用棉球压迫止血并立即用6％液体火棉胶涂于尾巴伤口处,使伤口外结一层火棉胶薄膜,保护伤口。也可采用切割尾静脉的方法采血,3根尾静脉可交替切割,并自尾尖向尾根方向切割,每次可取0.2～0.3 ml血,切割后用棉球压迫止血。这种割尾采血方法宜用于大鼠,可以间隔较长时间连续取血,进行血常规检查。

（二）眼眶后静脉丛取血

当需要中等量的血液,而又需避免动物死亡时采用此法。用左手保定鼠,尽量捏紧头部皮肤,使头保定,并轻轻向下压迫颈部两侧,引起头部静脉血液回流困难,使眼球充分外突(使眼眶后静脉丛充血),右手持毛细玻璃管,沿内眦眼眶后壁向喉头方向旋转刺入(图3-8)。刺入深度:小鼠2～3 mm,大鼠4～5 mm。当感到有阻力时再稍后退,保持水平位,稍加吸引,由于血压的关系,血液即流入玻璃管中。得到所需的血量后,拔出毛细玻璃管。若手法恰当,小鼠约可采血0.2～0.3 ml,大鼠约可采血0.4～0.6 ml。

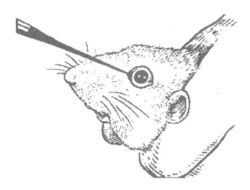

图3-8　鼠眼眶取血法

（三）断头取血

当需要较大量的血液,而又不需继续保留动物生命时采用此法。左手捉持动物,使其头略向下倾,右手持剪刀猛力剪掉鼠头,让血液滴入盛器。小鼠可采血0.8～1.0 ml,大鼠可采血5～8 ml。

（四）眶动脉和眶静脉取血

此法既能采取较大量的血液,又可避免断头取血法中因组织液的混入导致溶血的现象,现常取代断头取血法。先使动物眼球突出充血后,以弯头眼科镊迅速钳取眼球,并将鼠倒置,头向下,眼眶内很快流出血液,让血液滴入盛器,直至不流为止。此法由于取血过程中动物未死,心脏不断跳动,因此取血量比断头法多,一般可取鼠体重4％～5％的血液量,是一种较好的取血方法。

（五）心脏取血

动物仰卧保定在保定板上,剪去心前区部位的被毛,用碘酒乙醇消毒皮肤。在左侧第3～4肋间,用左手示指摸到心搏处,右手取连有4～5号针头的注射器,选择心搏最强处穿刺,当针刺入心脏时,血液由于心脏跳动的力量自动进入注射器。此法要求实验者掌握以下要点:①要迅速而直接插入心脏,否则,心脏将从针尖处滑脱;②如第一次没刺准,将针头抽出重刺,不要在心脏周围乱探,以免损伤心、肺;③要缓慢而稳定的抽吸,否则,太多的真空反而使心脏塌陷。若不需保留动物生命时,也可麻醉后切开动物胸部,将注射器直接刺入心脏抽吸血液。

### (六) 大血管取血

大、小鼠还可从颈动、静脉和股动、静脉及腋下动、静脉取血,在这些部位取血均需麻醉后保定动物,然后作动、静脉分离手术,使其暴露清楚后,用注射器沿大血管平行刺入(或直接用剪刀剪断大血管),抽取所需血量。切断动脉时,要防止血液喷溅。

## 二、家兔的取血法

### (一) 耳缘静脉取血

如要采集少量血液,可采用此法。将家兔放在保定盒内,拔去拟采血部位的毛,用电灯照射加热或用电吹风吹热或用二甲苯棉球擦耳郭,使耳部血管扩张。用粗针头刺破耳缘静脉或以刀片在血管上切一小口,让血液自然流出即可。取血后用棉球压迫止血。亦可用针头插入耳缘静脉取血,其操作步骤基本与耳缘静脉注射相似。最好有一助手帮助压紧耳根部,这样抽血时比较容易。

### (二) 兔耳中央动脉取血

在兔耳的中央有一条较粗、颜色较鲜红的中央动脉,用左手保定兔耳,右手持注射器,在中央动脉末端,沿着动脉向心方向平行刺入动脉,此法一次可取血 $10\sim15$ ml。取血完毕后注意止血。抽血时要注意:由于兔耳中央动脉易发生痉挛性收缩,因此抽血前,必须先让兔耳充分充血,当动脉扩张,未发生痉挛性收缩前立即抽血。不要在近耳根处取血,因耳根部软组织厚,血管位置较深,易刺透血管造成皮下出血。

### (三) 心脏取血

兔心脏取血法和大、小鼠心脏取血法类似,且比较容易掌握。将兔仰卧保定在手术台上,将心脏部位被毛剪去,用碘酒、乙醇消毒皮肤,选择心搏最明显处穿刺,针头刺入心脏后即有血液涌入注射器。取得所需血量后,迅速将针头拔出,这样心肌上的穿孔易于闭合。经 $6\sim7$ 天后,可以重复进行心脏采血。

此外,还可以从颈动脉、颈静脉、股动脉、股静脉、眼底取血,但不常采用。

## 三、豚鼠的取血法

### (一) 耳缘剪口采血

消毒耳缘后,用刀片割破或剪刀剪破耳缘,在切口边缘涂上 20% 的枸橼酸钠溶液,防止血液凝固,血液即可自切口处流出。此法每次可采血 0.5 ml 左右。

### (二) 足背中静脉取血

由助手保定好动物,并将其后肢膝关节伸直,实验者将动物脚背面用乙醇消毒,找到足背中静脉后,以左手的拇指和示指拉住豚鼠的趾端,右手持注射器针刺入静脉,拔针后血液即可自行流出,采血后用纱布或脱脂棉压迫止血。反复取血时,两后肢交替使用。

## （三）心脏取血

豚鼠的心脏取血法与大鼠、小鼠的采血方法相似。

## 四、狗的取血法

狗常从前肢皮下头静脉、后肢小隐静脉取血，其操作步骤与静脉注射相似，但技术需熟练，不适于连续取血。在新生仔狗、小型狗大量取血，可从颈静脉取血。

## 五、血清和血浆的制备方法

血清和血浆均是不含细胞（包括血小板）等有形成分的血液部分，其主要区别是血清中不含凝血因子和血小板，而血浆中则含有凝血因子。它们的制备方法如下。

### （一）血清的制备

获得的血液不能抗凝，盛于离心管或可以离心的玻璃器皿中，静置或置 37℃ 环境中促其凝固，待血液凝固后离心（注意先平衡离心管，一般为 3 000 r/min，离心 5～10 min），得到的上清液即为血清，可小心将上清液吸出（注意切勿吸出细胞成分），分装备用。

### （二）血浆的制备

事先在盛血的容器中加入一定比例的抗凝剂（表 3 - 3），将血液加到一定量后颠倒混匀（切忌振荡，以免血细胞破碎），离心（离心条件同上，离心速度可相对低一些）所得的上清液即为血浆。初用者最好将血浆移至另一清洁容器，吸出血浆时用毛细吸管贴着液面逐渐往下吸，切忌吸起细胞成分。

表 3 - 3　常用血液抗凝剂

| 剂名 | 抗凝力 | 机制 | 应用 | 禁忌 |
|---|---|---|---|---|
| 10% 草酸钾 | 0.2 ml 抗凝 10 ml 的血 | 与 $Ca^{2+}$ 结合成不溶性草酸钙而抗凝血 | 非蛋白氮二氧化碳结合力 | 血 $K^+$ 血 $Ca^{2+}$ |
| 草酸钠 | 1～2 mg 抗凝 1 ml 的血 | 与 $Ca^{2+}$ 结合成不溶性草酸钙而抗凝血 | 凝血酶原时间及复钙时间测定 | 血 $Na^+$ 血 $Ca^{2+}$ |
| 3.8% 枸橼酸钠 | 6 mg 抗凝 1 ml 的血 | 与血中 $Ca^{2+}$ 生成不溶性离子化的枸橼酸钙，阻止血液凝固 | 输血、凝血象 1:9 血沉 1:4 | |
| 2% 草酸盐合剂（草酸钾 0.8 g，草酸胺 1.2 g） | 0.5 ml 抗凝 5 ml 的血 | 保持红细胞形态不变 | 血细胞压积测定 | |
| 草酸钾（3 g）、氟化钠（1 g）混合剂 | 4 mg 抗凝 1 ml 的血 | 抑制葡萄糖分解而保持血糖浓度 | 血糖测定 | BUN（尿素氮） |
| 1% 肝素生理盐水溶液，肝素 | 0.1 ml（烘干）抗凝 5～10 ml 的血；(15±2.5)IU（干粉）抗凝 1 ml 血 | 抑制凝血酶原转为凝血酶 | 血氨、血气分析 | 3P 试验 |
| EDTA - K$_2$（乙二胺四乙酸二钾） | 1.5～2.2 mg（干粉）抗凝 1 ml 血 | 与 $Ca^{2+}$ 结合成不易电离的可溶性络合物 | 血细胞计数 | 凝血象，血小板功能 |

## （三）富含血小板血浆制备

将获得的血液经 800 r/min 离心 5 min，其上清液即为富含血小板血浆。

# 第七节　实验动物的给药途径和方法

在动物实验中，为了观察药物对机体功能、代谢及形态的作用，常需将药物注入动物体内。给药的途径和方法是多种多样的，可根据实验目的、实验动物种类和药物剂型等情况确定。

## 一、给药途径

常用的给药途径有经口给药（口服、灌胃）、皮下注射、腹腔注射和静脉注射。另外还有脑内给药、直肠内给药、经皮肤给药等给药方法。选择给药途径应考虑到将来临床应用时的给药途径问题，这样可以提高实验结果的参考价值。选择给药途径的依据如下。

### （一）根据药物的性质选择给药途径

经口给药是最常见的给药途径。具有刺激性的药物不适于皮下、肌内和腹腔注射，只能经口给药或静脉注射，显然经口给药比静脉注射更为简便；粗制剂或水不能溶解的药物经口给药较适宜；在消化道被破坏或吸收不好的药物则应注射给药。具有催吐作用的药不宜经口喂猫、狗和猴，因为动物呕吐时将部分药物吐出，影响实验的精确性，这时可采用注射的途径，而鼠和兔不会呕吐，所以可经口给药。

### （二）根据实验要求选择给药途径

要求药物作用出现迅速时可采用注射途径（腹腔、静脉）。要使药物的作用相对延长时，可注射油溶液或混悬液。

### （三）根据药物剂型选择给药途径

水溶液可采用任何给药途径，油溶液可经口给药，如需注射时，一般可采用肌内注射，小鼠可采用皮下注射，但要注意给药部位是否完全吸收。

## 二、给药方法

### （一）经口给药法

有口服和灌胃两种方法。适用于小鼠、大鼠、豚鼠、兔、狗等动物。口服法可将药物混入饲料中或溶于饮水中任动物自由摄取，此法简单，也不会因操作失误而导致动物死亡。但由于动物的状态和嗜性的不同，饮水和饲料的摄取量不同，大部分很难准确掌握给药量。另外，室温下易分解的药物，小剂量被检物质的给药，都很难确保给药量。为保证准确掌握给药量，则常用灌胃法。灌胃法由于能掌握给药时间，故能记录发现症状的时间、经过。灌胃法与口服法相比，每天除给药耗费时间以外，还对动物造成一定程度机械的和心理的影响，要减少这些不良影响，有必要充分掌握灌胃技术。现在有各种不同型号的灌胃针头可把药物直接送到动物胃内，注意针头顶端小球的直径应大于所用动物的气管直径，这样药物便不易灌入肺内。

1. **小鼠**　用左手拇指和示指抓住小鼠的两耳和头部皮肤，以无名指或小指将尾巴紧压在掌上，使腹部朝向术者，头部向上呈一倾斜度，右手持注射器进行灌胃（图3-9）。灌胃管头先从小鼠口角插入口腔内，然后用灌胃管杆体部分压其口腔上腭，使口腔与食管成一直线，再将灌胃管沿上腭壁轻轻进入食管。当灌胃管继续经口进入时，稍感有抵抗，此位置相当于食管通过膈肌的部位。把灌胃管伸到底，使其达胃，如此时动物安静，呼吸无异常，可将药物注入。如小鼠挣扎或遇有阻力应抽出灌胃管再试插之，若强行操作，会损伤食管或膈肌，造成小鼠死亡。在灌入药物之后，轻轻地将针头抽回。如插入气管注射后动物立即死亡。此种灌胃方法的要点是：动物要保定好，头部和颈部保持平行，进针方向正确，操作时不宜粗暴。

2. **大鼠**　大鼠灌胃方法与小鼠相似，只是大鼠灌胃管比小鼠的略粗、略长一些。抓取大鼠时，除将左手拇指和示指抓住两耳和头部皮肤外，其他三指要抓住背部皮肤，将大鼠抓持在手掌内。在进行灌胃时，首先将灌胃管放在门齿与臼齿间的

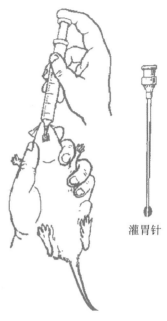

灌胃针

**图3-9　鼠灌胃法**

裂隙，使灌胃管沿着口腔上部向后达到喉头。在将灌胃管送入食管之前，让大鼠吞咽，如果大鼠不吞咽，轻轻转动管子刺激吞咽动作。注意左手不要抓得太紧，以免颈部皮肤向后拉，勒住食管，灌胃管不易插入且容易损伤食管。为防止插入气管，可将注射器的内栓轻轻回抽一下，证实没有空气逆流后注药。

3. **豚鼠**　豚鼠灌胃时，助手以左手从动物的背部把后腿伸开，并把腰部和后腿一起保定，用右手的拇指和示指夹住两前腿使之保定。术者右手所持的豚鼠用灌胃管沿动物上腭壁滑行插入食管，进而插入胃内灌药。也可用木制开口器，把导尿管通过开口器中央的孔插入胃内。上述两种方法皆需回抽证实注射器内无空气时才能慢慢注入药液。最后需注入生理盐水2 ml，将管内残留的药液冲出，以保证投药剂量的准确。

若给固体药物时，把豚鼠放在金属网上，以左手掌从背部握住豚鼠的头颈部而将其保定，以拇指和示指压迫其口角部使口张开。用镊子夹住固体药物，放进豚鼠舌根部的凹处，使动物迅速开口而咽下。当证实咽下后即放开手。

4. **兔**　兔的固体药物口服法与豚鼠基本相似。液体药物灌胃法需两人协作进行。一人坐好，将兔的躯体夹于两腿之间，左手紧握双耳，保定其头部，右手抓住前肢。另一人将开口器横放于兔口中，将舌头压在开口器下面，用左手把开口器保定，右手取合适的胃管或导尿管经开口器中央小孔慢慢沿上腭壁、后壁插入食管约15～18 cm（图3-10）。为避免误入气管，可将胃管的外口端放入清水杯中，若有气泡逸出，则证明在气管内，应拔出重新插入，若无气泡则用注射器将药物灌入，然后再注入少量清水，将胃管内药液冲入胃内。灌胃完毕后先拔出胃管，后拿出开口器，以免胃管被动物咬坏。

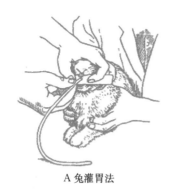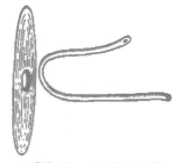

A 兔灌胃法          B 灌胃工具——开口器、导尿管

**图 3 - 10　家兔的灌胃方法**

5. **狗**　狗灌胃的方法与家兔相似。将导尿管从鼻腔或口腔插入食管内投予液体药物。注意勿出现误咽及出血。若给片剂、丸剂、胶囊等药物,将狗保定,撬开上下颚的齿列,用镊子(尖端弯者易于使用)把药物夹住,放到舌根部。迅速合起上下颚,使狗咽下。如狗以舌舔口唇则表示已咽下。投药前需用水湿润口腔内部,便于药物咽下。

现将各种动物一次灌胃能耐受的最大容积列表如下,以供参考(表 3 - 4)。

**表 3 - 4　各种动物一次灌胃能耐受的最大容积**

| 动物种类 | 体重(g) | 最大容积(ml) | 动物种类 | 体重(g) | 最大容积(ml) |
|---|---|---|---|---|---|
| 小鼠 | ＞30 | 1.0 | 豚鼠 | ＞300 | 6.0 |
|  | 25～30 | 0.8 |  | 250～300 | 4～5 |
|  | 20～24 | 0.5 |  | ＞3 500 | 200 |
| 大鼠 | ＞300 | 8.0 | 家兔 | 2 500～3 500 | 150 |
|  | 250～300 | 6.0 |  | 2 000～2 400 | 100 |
|  | 200～249 | 4～5 | 猫 | ＞3 000 | 100～150 |
|  | 100～199 | 3.0 |  | 2 500～3 000 | 50～80 |
|  |  |  | 狗 | 10 000～15 000 | 200～500 |

### (二) 注射给药法

1. **皮下注射**　皮下注射较为简单,一般都取背部及后腿皮下。小鼠通常在背部皮下注射,将皮肤拉起,注射针刺入皮下,把针尖轻轻向左右摆动,容易摆动则表明已刺入皮下,然后注射药物。拔针时,以手指捏住针刺部位,可防止药液外漏。熟练者可把小鼠放在金属网上,一只手拉住鼠尾,小鼠以其习惯向前方爬动,在此状态下,易将注射针刺入背部皮下,注射药物。此法可用于大批注射时,注射剂量为 0.1～0.3 ml/10 g。

家兔皮下注射时,局部剪毛,用左手拇指及中指将注射部位皮肤提起使成一皱褶,并用示指按压皱褶的一端,在示指尖下会形成一三角体皱褶,增大皮下空隙,以利针刺。右手持注射器,自皱褶下刺入,证实在皮下后,松开皱褶,将药液注入。

豚鼠、大鼠、狗、猫等背部皮肤较厚,注射器针头不易进入,硬进容易折断针头,故给这些动物进行皮下注射时不应选用背部皮肤。一般狗、猫多在大腿外侧注射;豚鼠在后大腿内侧注射;大鼠可在左侧下腹部注射。

2. **皮内注射** 此法用于观察皮肤血管的通透性变化或观察皮内反应。将动物注射部位的毛剪去,乙醇消毒。用卡介苗注射器带 4 号细针头沿皮肤表浅层插入,随之慢慢注入一定量的药液。当溶液注入皮内时,可见到皮肤表面马上会鼓起橘皮样小泡,同时因注射部位局部缺血,皮肤上的毛孔极为明显。此小泡若不很快消失,则证明药液确实注射在皮内;若很快消失,就可能注射在皮下,应重换部位注射。

3. **肌内注射** 此法比皮下和腹腔注射用得少,但当给动物注射不溶于水而混悬于油或其他溶剂中的药物时,常采用肌内注射。选择动物肌肉发达部位注射,如猴、狗、猫、兔可注入两侧臀部或股部肌肉。注射时保定动物勿使其活动,将臀部注射部位被毛剪去,右手持注射器,使注射器与肌肉成 60°角,一次刺入肌肉中,为防止药物进入血管,注药液之前要回抽针栓,如无回血则可注药。注射完毕后用手轻轻按摩注射部位,帮助药液吸收。大鼠、小鼠、豚鼠因其肌肉较少,不常作肌内注射,如需肌注,可注射入大腿外侧肌肉,用 5～6 号针头注射,小鼠每腿不超过 0.1 ml。

4. **腹腔注射** 小鼠腹腔注射时,左手保定好动物,将腹部朝上,右手将注射器的针头在下腹部腹白线稍向左的位置,从下腹部朝头方向刺入皮肤,针头到达皮下后,再向前进针 3～5 mm,接着使注射针与皮肤呈 45°角刺入腹肌,针尖通过腹肌后抵抗消失。在此处保持针尖不动的状态下,回抽针栓,如无回血或尿液,再以一定的速度轻轻注入药液。为避免刺破内脏,可将动物头部放低,使脏器移向横隔处。小鼠的一次注射剂量为 0.1～0.2 ml/10 g。

大鼠腹腔注射与小鼠相同,注射剂量为 1～2 ml/100 g。

狗、猫、兔等动物腹腔内注射,可由助手抓住动物,使其腹部向上,注射部位都大致相似。兔在下腹部近腹白线左右两侧约 1 cm 处注射,狗在脐后腹白线侧边 1～2 cm 处注射。

5. **静脉注射** 根据不同动物的种类选择注射血管的部位。一般选择容易插入注射针的血管。因为是通过血管内给药,所以只限于液体药物。如果是混悬液,可能会因悬浮粒子较大而引起血管栓塞。

大、小鼠一般多用尾静脉,注射前先将动物装入保定盒内保定好,使其尾巴露出,尾部用 45～50℃温水浸泡 1～2 min,或用 75%乙醇棉球擦拭,使血管扩张并使表皮角质软化,以拇指和示指捏住尾根部的左右侧,使血管更加扩张,尾部静脉显得更清楚,以无名指和小指夹住尾端部,以中指从下面托起尾巴,以使尾巴保定,用 4 号针头从左或右静脉注入。针头在尾静脉内平行推进少许,左手的三指捏住尾巴,并连针头和鼠尾一起捏住,以防动物活动时针头脱出。如针确已在血管内,则药液进入无阻,否则出现隆起发白的皮丘,可拔出针再移向前插入。注射完毕后,随即用左手拇指按住注射部位,右手放下注射器,取一棉球裹住注射部位并轻轻揉压,使血液和药液不致流出。需反复静脉注射时,尽可能从尾端开始,按次序向尾根部移动注射。一次注射剂量为 0.05～0.1 ml/10 g。

尾静脉注射的要点是:①注射前尾静脉尽量充血;②要用较细的针头;③针头刺入后,一定要使其与血管走向平行;④当针头进入顺利无阻时,必须把针头和鼠尾一起保定好,不要晃动,以免出血造成血肿或溶液溢出;⑤注射部位尽量选用尾静脉下1/3处,因为此处皮薄,较易进入血管。

大鼠尚可切开皮肤注射于股静脉或颈外静脉,但需麻醉进行。

兔静脉注射一般采用耳缘静脉注射(图3-11)。将兔放入保定盒内保定好,先拔去注射部位的兔毛,用乙醇棉球涂擦耳部边缘静脉,并用手指弹动或轻轻揉擦兔耳,促进静脉充血。然后用左手示指和中指压住耳根部静脉,拇指和小指夹住耳边缘部分,以左手无名指放在耳下作垫,待静脉显著充盈后,右手持注射器尽量从静脉末端刺入血管,并沿血管平行方向深入1 cm,放松对耳根处血管的压迫。推动针栓,感觉有阻力或发现静脉处皮肤发白隆起,表示针在皮下,这时应将针头稍稍退回,再往前端刺入。如无阻力和发白隆起现象,表明针在血管中,用左手拇指和示指上下捏住皮肤和针予以保定(如需保留针在血管中,可用大号动脉夹夹住针眼以上的针杆和耳缘加以保定),以防针滑脱,随后即可注药。注射完毕后,用棉球压住针眼,拔去针头,继续压迫数分钟,以防出血。

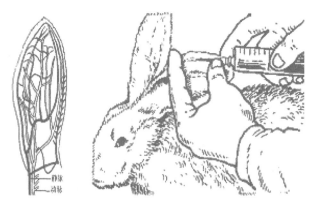

**图3-11　兔耳缘静脉注射**

狗静脉注射常选用前肢皮下头静脉或后肢小隐静脉给药。注射前先将注射部位毛剪去,碘酒、乙醇消毒皮肤,在静脉向心端处用橡皮带绑紧(或用手抓住),使血管充血。将针头向血管旁的皮下先刺入,然后沿血管平行刺入静脉,回抽针栓,如有回血,放松对静脉近心端的压迫,缓缓注入药液。已麻醉的狗也可选用股静脉或颈静脉给药。

6. **淋巴囊内注射**　蛙及蟾蜍皮下有数个淋巴囊,注入药物甚易吸收,故淋巴囊注射常作为蛙类的给药途径。主要可注入颌下、胸、腹及大腿等处的淋巴囊内,由于其皮肤薄,缺乏弹性,如果用注射针刺入,抽针后,药液易自注射处流出,因此,注射胸淋巴囊时,应从口角入口腔底部刺入肌层再进入皮下,针尖入胸淋巴囊后,再行注射(图3-12)。注射腹淋巴囊时,针尖从胸淋巴囊刺入,进入腹淋巴囊再注射。注射大腿淋巴囊时,针尖从后小腿皮

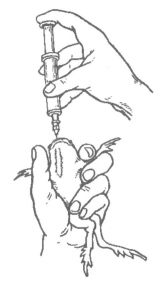

**图3-12　蟾蜍淋巴囊注射**

肤刺入通过膝关节进入大腿淋巴囊,每只注射量为 0.25～1 ml。

（三）经皮肤给药法

为了鉴定药物经皮肤的吸收作用、局部作用、致敏作用等,均需采用经皮肤给药方法。

1. **大鼠和小鼠经皮给药**　可采用浸尾方式,主要目的是定性地判断药物的经皮肤吸收作用。先将动物放入特制的保定盒内,露出尾巴,继之将尾巴通过小试管软木塞小孔,插入装有药液或受检液体的试管内,浸泡 2～6 h,并观察其中毒症状。如果是毒物,实验时要特别注意,避免因吸入受检液所形成的有毒蒸气而中毒。为此,要将试管的软木塞塞紧,必要时可将受检液表面加上一层液状石蜡。为了完全排除吸入的可能性,可在通风橱的壁上钻一个相当于尾根部大小的小孔,将受检液置于通风橱内,动物尾巴通过小孔进行浸尾实验,而身体部分仍留在通风橱以外。

2. **家兔及豚鼠经皮肤给药**　部位常选用脊柱两侧的背部皮肤,选定部位后,按上述脱毛方法脱去被毛,洗净脱毛剂,然后归笼待 24 h(或过夜)后使用。脱毛过程中应特别注意不要损伤皮肤。次日,仔细检查处理过的皮肤是否有刀伤或过度腐蚀的创口,以及有无炎症、过敏等现象,如有,应暂缓使用,待动物完全恢复。如皮肤准备合乎要求,便可将动物保定好,在脱毛区覆盖一面积相仿的钟形玻璃罩,罩底用凡士林、胶布保定封严,用移液管沿罩柄加入一定剂量的药物,塞紧罩柄上口,待受检液与皮肤充分接触并完全吸收后(一般需 2～6 h)解开,然后将皮肤表面仔细洗净。药物与皮肤接触的时间根据药物性质和实验要求而定,观察时间视实验需要而定。如果是一般的药物,如软膏和各种化妆品,可直接涂抹在皮肤上。

# 第八节　实验动物的处死方法

## 一、颈椎脱臼法

颈椎脱臼法是大鼠和小鼠最常用的处死方法。用拇指和示指用力往下按住鼠头,另一只手抓住鼠尾,用力稍向后上方一拉,使之颈椎脱臼,造成脊髓与脑髓断离,动物立即死亡。

## 二、空气栓塞法

主要用于大动物的处死,用注射器将空气急速注入静脉,可使动物致死。当空气注入静脉后,可在右心随着心脏的跳动使空气与血液相混致血液呈泡沫状,随血液循环到全身。如进入肺动脉,可阻塞其分支;进入心脏冠状动脉,造成冠状动脉阻塞,发生严重的血液循环障碍,动物很快致死。一般兔与猫可注入 10～20 ml 空气,狗可注入 70～150 ml 空气。

## 三、急性大失血法

用粗针头一次采取大量心脏血液,可使动物致死。豚鼠与猴等皆可采用此法。鼠可采用眼眶动、静脉大量放血致死。具体方法参看本章第五节的大鼠和小鼠眼眶动、静脉取血方法。狗和猴等在麻醉状态下,暴露出动物的颈动脉,在两端用止血钳夹住,插入套管,然后放松近心端的钳子,轻轻压迫胸部,尽可能大量放血致死。狗也可采用股动脉放血法处死,使用硫喷妥钠 20～30 mg/kg 静脉注射,狗则很快入睡,然后暴露股三角区,用利刀在股三角区作一个约 10 cm 的横切口,将股动、静脉全部切断,立即喷出血液,用一块湿纱布不断擦去股动脉切口处的血液和凝块,同时不断用自来水冲洗流血,使股动脉切口保持通畅,动物 3～5 min 内即可死亡。

### 四、吸入麻醉致死法

应用乙醚吸入麻醉的方法处死。大鼠和小鼠在 20～30 s 陷入麻醉状态,3～5 min 死亡。应用此法处死豚鼠时,其肺部和脑会发生小出血点,在病理解剖时应予注意。

### 五、注射麻醉法

应用戊巴比妥钠注射麻醉致死。豚鼠可用其麻醉剂量 3 倍以上剂量腹腔内注射。猫可采用本药麻醉量的 2～3 倍药量静脉注射或腹腔内注射;兔可用该药 80～100 mg/kg 的剂量急速注入耳缘静脉内;狗可用该药 100 mg/kg 静脉注射。

### 六、其他方法

大鼠和小鼠还可采用击打法、断头法、二氧化碳吸入法致死。击打法具体操作是右手抓住鼠尾提起动物,用力摔击鼠头部,动物痉挛致死,或用小木槌用力击打头部致死。用剪刀在鼠颈部将鼠头剪掉,由于剪断了脑脊髓,同时大量失血,动物很快死亡。目前,国外多采用断头器断头,将动物的颈部放在断头器的铡刀处,慢慢放下刀柄接触到动物后,用力按下刀柄,将头和身体完全分离,这时有血液喷出,要多加注意。吸入二氧化碳法安全、人道、迅速,被认为是处理啮齿类动物的理想方法,国外现多采用此法。可将多只动物同时置入一个大箱或塑料袋内,然后充入 $CO_2$,动物在充满 $CO_2$ 的容器内 1～3 min 内死去。

# 第四章　实验室常用仪器及器材

## 第一节　生物信号采集与处理系统

功能学科实验仪器按功能大致可分为刺激、信号摘记、信号调理、信号记录和观察、信号处理及生命维持六大类。

在功能学研究中,为使机体或离体组织细胞兴奋,需要给予刺激。光、声、电、磁、温度、机械及化学等均可作为刺激因素,使对其敏感的可兴奋组织产生生理反应。功能学科实验中应用最多的是电刺激,产生电刺激脉冲的装置为电子刺激器,有恒压和恒流两种输出方式。

生物信号种类繁多,一般可分为两类:一类为电信号,如心电、脑电、肌电等;一类为非电信号,如血压、腔内压、心音、肌张力、体温、肢体活动和脏器舒缩等。摘记电信号可采用引导电极,常用的有金属电极和玻璃微电极。当生物信号为非电信号时,可通过换能器将其转换成电信号。在使用高阻抗的引导电极(如玻璃微电极)时,需要高输入阻抗的耦合放大器来实现阻抗变换;某些换能器也需要特定的耦合放大器来实现信号形式的转换。

信号调理类仪器包括各种用途的放大器,根据实验需要使用单种放大器或使用多个放大器串联。信号调理类仪器的作用是放大信号的幅度并改善信号的质量,便于信号的观察、记录和分析。由于生物电信号通常比较微弱,信号源内阻大,易受内外各种因素的干扰,因而要求放大器应具有高增益、高输入阻抗、高共模抑制比、低噪声和低漂移等技术指标。

传统的信号记录和观察类仪器有记纹器、示波器、记录仪、磁带机和照相机等。

信号处理类仪器主要有微分器、积分器、频率计数器、叠加仪等。

在功能学科实验中,为保证机体或离体组织内、外环境的恒定,需要使用生命保障类仪器,如动物人工呼吸机、恒温槽、离体灌流装置、Langendorff 心脏离体灌流装置和神经屏蔽盒等。

传统的功能学科实验装置如图 4-1 所示。

在计算机技术发展以后,现在多由计算机配合 A/D、D/A 接口、适配器、应用软件等构成的"生物信号采集与处理系统",成为医学功能学科实验的主要工具。医学功能学科实验在经历了机械记录器时代和电子记录仪时代之后,已进入计算机时代。用以计算机为中心的生物信号处理系统代替常规实验仪器,既可简化实验装备,又可提高实验质量,是学生实验改革的方向。

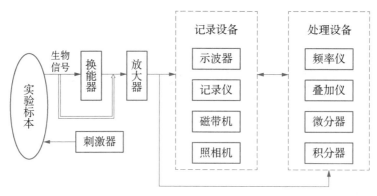

**图 4 - 1　传统功能学科实验装置**

生物信号采集与处理系统由硬件和软件组成。硬件包括信号预处理系统(具有信号放大、电平匹配、高通和低通滤波、数/模和模/数转换、数据传输等功能)和计算机系统。生物信号经过预处理后输入计算机,并由计算机进行实时处理和信号储存。储存的信号可进行脱机处理,即在实验完毕后将储存的信号读出,然后再测量或计算所需的参数。生物信号处理系统组成如图 4 - 2 所示。

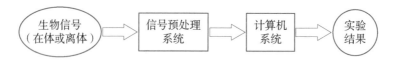

**图 4 - 2　生物信号处理系统组成**

目前国内外市场上有多家公司和厂家生产销售生物信号采集与处理系统,具体使用和操作可根据或参考说明书进行。

# 第二节　生物信号传感器

## 一、概述

在生物医学测量中,各种类型的传感器(换能器),其作用都是把生物体非电量现象变换为相应的电量,然后经放大后进行记录或处理。

传感器一般由敏感元件、传感元件和测量电路三部分组成,有时还加上辅助电源。组成框图如图 4 - 3 所示。

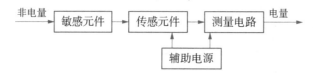

**图 4 - 3　传感器组成**

敏感元件是接受被测量并输出与被测量成确定关系的其他量的元件。如膜片可以把被测压力变成位移量。又如热电偶它能直接输出电量,因而既是敏感元件又兼为传感元件。

传感元件又称变换器,是传感器的重要组成元件。传感元件可以直接感受被测量而输出与被测量成确定关系的电量,如热电偶和热敏电阻。

传感元件也可以不直接感受被测量,而只感受与被测量成确定关系的其他非电量。例如,差动变压器式压力传感器,并不直接感受压力,只是感受与被测压力呈确定关系的行铁位移量,然后输出电量。

测量电路能把传感元件输出的电信号转换为便于显示、记录、控制和处理的有用电信号的电路。测量电路视传感元件类型而定。使用较多的是电桥电路,也使用其他特殊电路,如高阻抗输入电路。由于传感元件的输出信号一般比较小,为了便于显示和记录,大多数测量电路还包括了放大器。

传感器按输入量的物理性质大致可分为力、位移、速度、加速度、流体压力、流量、温度、时间、声、光、磁等传感器。

按工作原理可分为电阻式、电感式、电容式、压电式等传感器。

按能量传递方式可把所有传感器分为有源传感器和无源传感器两大类。

医用传感器是功能学科实验中不可缺少的工具,它的优劣直接影响了实验的水平和质量。功能学科实验中所应用的换能器种类较多,常用的包括压力换能器、气体流速换能器、张力换能器、脉搏换能器、温度换能器、位移换能器等。

下面列举几种非电性生物信号,分别说明它们的特性、换能方式和对传感器的要求。

**(一)血流量**

血流量是脉动式的,频率为 $0\sim100\,Hz$,其幅度取决于被测部分弹性血管的类型,流速大约为 $1\,230\,cm/s$,通常从血管外面进行测量。测量时要求不干扰正常的流动。目前大部分采用超声流量计和电磁流量计。如果进行体内测量,则插入体内的传感器必须不使人体的化学成分变化。

**(二)血压**

一般是从体外进行测量,最常用的充气臂带测量法,可以测量出收缩压的最大值和舒张压的最小值。要测出完整的压力波形,一般的频响要求为 $1\sim300\,Hz$,幅值范围为 $20\sim300\,mmHg$,即在静脉系统里为 $0\sim15\,mmHg$,动脉系统里为 $0\sim300\,mmHg$。如果直接在心脏或血管里进行测量,通常是将传感器或其测量系统的一部分装在导管端上伸入体内的测量部位,但必须不干扰人体的正常功能。

**(三)心音**

心音的测量需要有一个能输出 $1\,mV$ 电压,频响为 $5\sim2\,000\,Hz$ 的传感器,如压电式、驻极体式拾音器等。在心内的测量灵敏度要求为 $10\,mV/\mu Pa$,在体外则应为 $1\,000\,mV/\mu Pa$。

**(四)呼吸和流量**

人类的呼吸在安静情况下每分钟为 $8\sim20$ 次,在运动或病理情况下大大加快。健康人在安静时每分钟呼吸的空气总流量为 $6\sim8\,L$。呼吸过程中的空气流量是不均匀的,在平静呼吸过程中,瞬间的高峰气流量为每分钟 20～40 L。在轻微运动时的瞬间高峰,呼吸气流量能达到每分钟 80～100 L。在激烈用力或心情激动、忧虑、恐惧的时候,瞬间高峰呼吸气流量竟能达到每分钟 500～800 L 之多。例如,在打喷嚏和咳嗽的时候就有这样高的气流量。动物的呼吸次数一般比人类快,呼吸流量视动物的种类和体型而有较大差别。

呼吸气流通常都是潮湿的,因而要求传感器能在高度潮湿的环境中应用。

### (五)体温

通常体内温度变化范围为 35～44℃,体表为 20～38℃,一般需要 0.1℃ 的精确度。在诊断血管疾病时,有时最好测量手指端和脚尖的温度。对温度的敏感元件要求灵敏度高、响应要快,现大多数用热敏电阻。

## 二、传感器的基本原理

### (一)压电式传感器

石英、电气石、酒石酸钾钠、钛酸钡陶瓷等都是离子型晶体,由于结晶点阵的有规则分布,当发生拉伸或压缩等机械形变时,使原子结构中的电荷分布不对称,导致晶体表面产生电荷,这种电极化现象称为压电效应。压电效应是可逆的,即当施加电压于晶体时,它的大小即将发生变化,即伸长或缩短,这种现象称为电致伸缩。

压电现象可用来变机械振动为电振荡,反之也能把电振荡变成机械振动。例如,工业上用的超声探伤仪器和临床上用的超声诊断仪的发射和接收声波的装置分别由两块压电材料制成,也有用同一块材料而"身兼两职"的。

压电型传感器在医学上广泛用于测量各种压力(如血压、眼压、心内压等),心音、超声发射与接收,以及生理实验室用的脉搏描记、心尖心动图、心音图等。这类传感器具有频率特性好、方向性强、能抑制来自体内和体外的噪声干扰等优点。

### (二)电阻式传感器

电阻式传感器的种类很多,在医学上应用十分广泛,它的基本原理是将非电量转换成电阻值,然后通过对电阻值的测量来达到测量非电量的目的,主要用于压力、张力和温度的换能。

构成电阻的材料很多(如导体、半导体、绝缘体和电介质溶液等),引起导体、半导体电阻变化的物理原因也很多(如长度变化、内应力变化、温度变化等),根据这些不同的物理原理,产生各种各样的电阻式传感元件以及由这些元件组成的电阻式传感器。

下面将讨论的电阻式传感元件有电阻应变片、热电阻和热敏电阻及由这些元件组成的传感器和固态压阻式传感器。利用电阻式传感器可以测量力、位移、形变、加速度和温度等非电量参数。

1. **电阻应变片** 电阻应变片是把一根电阻丝机械地分布在一块有机材料制成的基底上,即成为一片应变片。它的一个重要参数是灵敏系数 $\alpha$。

设有一个金属电阻丝,其长度为 $L$,横截面是半径为 $r$ 的圆形,其面积记作 $S$,其电阻率记作 $\rho$,这种材料的泊松系数是 $\mu$。当这根电阻丝未受外力作用时,它的电阻值为 $R$。当它的

两端受 $F$ 力作用时,将会伸长,即产生变形。设其伸长 $\Delta L$,其横截面积则缩小,即它的截面圆半径减少 $\Delta r$。此外,还可用实验证明,此金属电阻丝在变形后,电阻率也会有所改变,记作 $\Delta\rho$。

经数学推导,可得到如下关系式:

$$\alpha = (1 + 2\mu) + \frac{\Delta\rho/\rho}{\Delta L/L}$$

可见,应变电阻片的灵敏度是由其组成材料的泊松系数和电阻率相对变化量与相对伸长之比决定的,它是比较应变电阻片性能好坏的重要指标,因为不同材料的泊松系数和 $\Delta\rho/\rho$ 不同,所以灵敏度也不同。理论证明,任何材料的泊松系数都<0.5。金属的压阻效应较小,所以应变灵敏度较低,半导体应变片(包括硅应变片)的压阻效应较大,它的应变灵敏度比金属丝要高百倍左右。

金属电阻应变片常用的形式有金属丝式、箔式。薄膜式、金属丝式分圆角、线栅式两种,以前一种最常见。图 4-4A 为金属丝式电阻应变片示意图。

2. **半导体应变片**　金属丝式和箔式应变片性能稳定、精度较高,至今还在不断改进和发展,并在一些高精度应变式传感器中广泛应用,这类应变片的主要缺点是应变灵敏系数较低。为了提高应变片的灵敏系数,出现了半导体应变片,半导体应变片分为体型、薄膜型和扩散型 3 种类型。

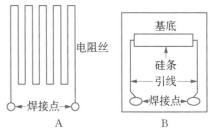

**图4-4　电阻应变片和半导体应变片示意图**

注:A. 金属丝式电阻应变片;B. 体型半导体应变片。

将按一定晶向切割下来的硅条腐蚀成形,在硅条的两端蒸镀金膜,焊上内引线,将硅条粘贴在胶膜基底上,然后将内引线引出,即构成体型半导体应变片(图 4-4B)。

扩散型半导体应变片是电阻率很大的不掺杂单晶硅的支持片上直接扩散一层 P 型或 N 型杂质,形成一层极薄的 P 型或 N 型导电层,然后在它上面装上电极而成。

半导体应变片的工作原理是半导体单晶的压阻效应,对一块半导体的某一晶面施加一定的应力时,其电阻率和几何尺寸都会产生一定的变化,但其形变很小,几乎可以不考虑,主要是电阻率的变化(压阻效应)。半导体应变片的灵敏系数比金属应变片的灵敏系数大 50~100 倍。

制造半导体应变片的材料有锗、硅、锑化铟、磷化镓等,但常见的是硅和锗,因为它们的压阻效应大。

半导体应变片的突出优点是灵敏度高,可测微小应变,且机械滞后小、体积小,缺点是温度稳定性差和灵敏度的非线性大,所以,在使用时,必须采用温度补偿和非线性补偿。

应变片可以把应变的变化转移为电阻的变化,为了显示和记录应变的大小,还必须把电阻的变化再转换为电压或电流的变化。由于应变片转换成相应的电信号都是比较微弱的,一般都不可能直接用来观察或记录,通常多借助于电桥电路,由被探测的生理信号促使桥臂上某一应变片的参数变化,因而使电桥失去平衡,两端的电位跟着被测信号而发生变化,再把这变化引入到放大器的输入端进行放大,完成换能过程。

**3. 热电阻和热敏电阻式传感器**  热电阻是利用导体电阻随温度变化这一特性制成的一种热敏元件。热电阻具有正值的电阻温度系数,当温度升高时,自由电子的数目并不怎么增加,而只是使杂乱无章运动的自由电子的动能增加。因此,在一定的电场作用下,要使自由电子作定向运动就会遇到更大的阻力,也就是电阻增加了。

一般纯金属易于复制且电阻温度系数较高,目前应用较广,常用的有铂和铜,并已作为标准的测温热电阻。而在低温和超低温测量中,现已采用铁等材料制造测温热电阻。

铂易于提纯,在氧化介质中,甚至高温下其物理、化学性质都很稳定,所以采用铂电阻作为复现温标的基准器。

热敏电阻是一种对热敏感的半导体材料,其阻值随温度 $T$ 增加而呈指数规律减小,即遵守下式关系:

$$R_T = R_0 \exp^{B(1/T - 1/T_0)}$$

式中 $T_0$ 通常取某一定温度,如取室温 $298°\mathrm{K}$（$25℃$）。$T$ 为某一待测温度,$R_0$ 为 $T = T_0$ 时的电阻值,$B$ 是由材料性质决定的热敏电阻温度常数。从上式还可以得出温度变化时相应的电阻变化的相应电阻变化率,其关系式为:

$$\frac{dR_T}{dT} = -B \frac{R_T}{T^2}$$

式中"—"号表示温度增加时,电阻值减小,温度下降时,电阻值增加。

由上式可知,当测温范围较大时,其阻值随温度变化是指数曲线关系,只有在测温范围很小时,才可近似看成线性关系。如果测温范围较大,可采用补偿电路,使其接近线性关系。例如,制作半导体温度计,为使热敏电阻能准确地测定体温,选定一个适当的电阻与其并联,使总电阻的温度特性曲线在 $32\sim42℃$ 范围内近似为直线。

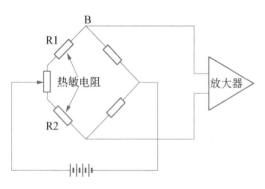

**图 4 - 5  热敏电阻组成差动式测温电路**

在生物医学中,往往需要精确地测量十分微小的温差,例如,测量机体上某两个部位间的温度差值。这时可用两个同样规格的热敏电阻组成差动式测温电路,如图 4 - 5 所示,图中电桥的两个对应臂上的 R1 和 R2,是阻值相等、温度特性类似的两个热敏电阻,使用时分别放在两个被测部位。电桥输出的电压信号,由运算放大器放大后进行记录,用这种方法测量温度的灵敏度高,可检出 $10^{-3}℃$ 的温差。

热敏电阻还可做成很小尺寸,如装在皮下注射针头中或放在导管的头部插入体内,对体内各部位的局部温度进行探测。

热敏电阻测量温器使用范围很广,可用于测量液体、固体、气体、固溶体、海洋、深井、冰川等方面的温度。它的测量范围一般为－10～300℃，有的甚至可以测到低于－200℃或高于1 200℃的温度。

### （三）电感式传感器

这类传感器的基本原理是用位移、压力和振动等物理量去改变单个线圈的自感系数或线圈间的互感系数，使相连接的电子电路输出相应的电压变化。现将医学上使用较广的差动式传感器的结构与工作原理作简单介绍，传感器的装置如图4－6所示。

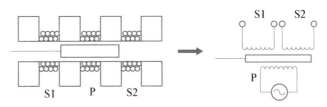

**图4－6　差动式传感器的结构**

由一初级线圈 P 和 S1、S2 两组圈数相同，几何形状完全对称的次级线圈组成，在线圈中间放一可动的铁芯(铁氧体)初级线圈以低频交流电源作为励磁电源，在两个次级线圈 S1 和 S2 上会分别产生感应电压 E1 和 E2，如果铁芯位于两个次级线圈正中，则因两个次级线圈是反极性串接的，次级线圈总的输出电压 V＝E1－E2＝0。如果铁芯位置变化，以致改变了互感量的对称性，则 E1 与 E2 不相等，这时产生的电压 V＝E1－E2。由于变换后的输出电压信号是调制信号，必须经放大器放大和相敏检波器检波后才能显示和记录。这种换能器的灵敏度较高，如果在次级线圈加上 1 V 电源电压，铁芯有 1 mm 的位移时，次级线圈上可获得0.1～1 mV 的输出电压。很明显，提高初级线圈磁力电源电压，就能提高灵敏度，增大输出信号，但也不能把磁力电源电压增加过大。否则由于铁芯的磁化非线性增大，使信号变形失真，另外也会使线圈损耗增大而发热。一般产品采用 1～10 V、频率为 50～20 kHz 的交流电源作为初级线圈的磁力电源。差动变压器传感器广泛应用于测量生理学中的微小位移。日本光电公司生产的多道生理记录仪上的等张传感器，其结构亦为差动变压器，可测量肌肉的等张收缩特性。

### （四）光电式传感器

能将光量转换为电量的器件称为光电器件或光电元件。光电式传感器就是以光电器件为检测转换元件而构成的非电量检测装置。它先将被测的非电量转换成光量的变化，然后通过光电器件再将相应的光量转换成电量。这种测量方法具有结构简单、非接触、响应快等特点，广泛应用于自动检测和控制系统中。

光电元器件的基础是光电效应。

由光子说可知，光是以光速运动着的粒子流，这些粒子称为"光子"。每个光子的能量 $\varepsilon$ 与光的频率 $\nu$ 有关，其大小等于频率乘以普郎克常数 h(h＝6.624×10$^{-34}$ 焦耳·秒)，即 $\varepsilon=$ h＊$\nu$，可见光的波长越短，也就是频率越高，光子的能量就越大，反之，光的波长越长，也就是频率越低，光子的能量越小。

在光的照射下,使电子逸出物体表面而产生发射的现象称为外光电效应。应用外光电效应制成的光电器件有光电管、光电倍增管。

根据爱因斯坦假说:一个光子的能量只能给一个电子,因此要使一个电子从物体表面逸出,必须使光子的能量大于该物体的表面逸出功。各种不同的材料具有不同的逸出功,因此,对某种特定的材料而言,将有一定频率界限 $\nu_0$。此频率称为"红限"。当入射光的频率低于"红限"时,不论入射光有多强,也不能激发电子,当入射光的频率高于"红限"时,不管它多么微弱也会使被照射的物质激发电子。光越强,发出的电子数目较多。

光照射到半导体材料上,材料中的电子吸收光子的能量,激发出光生电子-空穴对,从而使半导体产生电效应,这叫内光电效应。内光电效应有 3 种主要类型。

1. **光电导效应**　光照射产生的电子-空穴对,加强了半导体的导电性能,使阻值下降,而且照射光线愈强,阻值也变得愈低。这种光照后电阻率变化的现象称为光电导效应,基于这种效应的光电元件是光敏电阻和由光敏电阻组成的光导管。光敏电阻除用硅、锗制造外,还可用硫化镉、硒化镉、硫化铅、锑化铟、硒化铅等材料制造。由于硫化镉和硒化镉在可见光和近红外线范围内灵敏度较高,电阻值随照射光强的变化是近似直线性的,所以在医学上应用较多。光敏电阻没有极性,纯粹是一个电阻器件。当无光照射时,因为光敏电阻的阻值(暗电阻)很大,电路中电流很小,当光敏电阻受到一定波长范围的光照时,它的阻值(亮电阻)急剧减少,因此,电路中电流迅速增加。

光敏元件接受的信号可以是反射光也可以是透射光。生物组织对波长>600 nm 的红光和近红外线吸收较少,透过较多;相反,血液却极易吸收这种光线,特别是对波长 700～800 nm 的光线,无论是氧合血红蛋白还是还原血红蛋白都能大量吸收它。利用灯光(红光)照射手指尖血管容积变化,体现出心脏搏动情况。当血液充盈(容积较大)时,红光反射量少,反之反射量多。利用光敏电阻把反射指尖的光强变化转换为相应的电阻值变化,再经过简单的分压式变换电路变换后,便能得到一个随脉搏变化的电压信号,这种光电脉搏变换器输出信号的电压幅值一般为 0.1～50 mV,把它作为脉搏信号输给放大器,经放大后进行记录或显示,则得到光电容积脉搏图。

光敏电阻的阻值,随光信号变化外还受到温度的影响,通常采用两个相同的光敏电阻,组成桥式电路,一个光敏电阻测量光信号,另一个不受光照射,但它们的温度相同,当温度变化时,这两个光敏电阻的阻值同样改变,对输出信号不发生影响,这样就起到了补偿作用。

2. **光生伏特效应**　指物体在光线照射下,产生一定方向的电动势的现象。基于光生伏特效应的有光电池,如硒电池、锗电池等。

3. **光敏晶体管效应**　即晶体管的电流受外照光强度的控制。光敏晶体管分光敏二极管和光敏三极管。

利用光电效应制成的换能器,主要用于容积摘记、血氧测定、染料法测量心输出量等方面。图 4-7 为光电效应换能器的工作原理示意图。

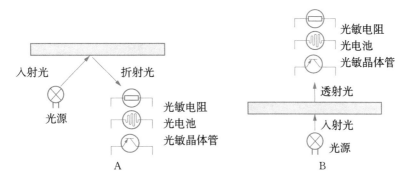

**图 4 - 7　光电效应换能器的工作原理示意图**

# 第三节　常用手术和实验器械

　　本教材的实验中常用的手术器械主要有:手术剪、眼科剪、手术镊、眼科镊、血管钳、持针钳、动脉夹、玻璃分针、气管插管、三通阀等;其他常用的器材还有:蛙心夹、各种电极(如保护电极、刺激电极、引导电极等)、各种换能器(如张力换能器、压力换能器、呼吸换能器等)、金属探针等。现就常用手术器材(图 4 - 8)及其用途和用法作简单介绍。

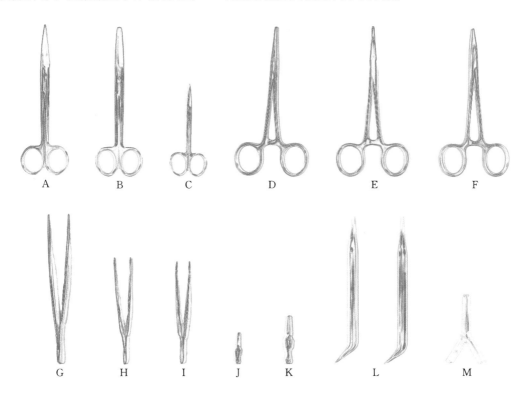

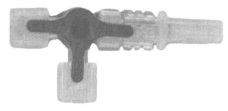

N

**图 4 - 8　手术器械及相关器材**

注：A. 手术或组织剪(尖头)；B. 手术或组织剪(圆头)；C. 眼科剪；D. 血管钳(直头)；E. 血管钳(弯头)；F. 持针钳；G. 手术镊；H. 眼科镊(直)；I. 眼科镊(弯)；J. 动脉夹(小)；K. 动脉夹(大)；L. 玻璃分针；M. 气管插管；N. T 型阀(三通阀)。

### 一、手术剪

见图 4 - 8A、B,用于手术的剪刀的统称,本书范畴内多指组织剪及大小近似的各类手术剪,简单分为直、弯、尖头和圆头等不同规格。用于剪切或分离皮肤、皮下组织和肌肉等。握持方法为拇指和无名指(又称环指)各套入一环中,示指略伸直抵住剪柄,其余手指协助操作(图 4 - 9)。

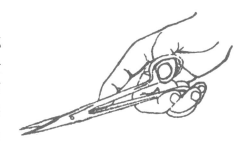

**图 4 - 9　手术剪的握持方法**

### 二、眼科剪

见图 4 - 8C,专用于剪精细组织,如剪动脉等血管插管的切口,切勿用于剪皮肤、肌肉、筋膜等较坚硬或坚韧的组织。

### 三、血管钳

见图 4 - 8D、E,又叫止血钳,也有直头和弯头之分。用于协助手术剪作皮肤或其他组织的切开,钝性分离结缔组织、肌肉、筋膜等,并用于钳夹出血点以便止血。握持方法与手术剪基本相同。

### 四、持针钳

见图 4 - 8F,其形状与血管钳很相似,只是头部较短、略粗,因此钳力较大,用以钳夹手术缝合弯针。

### 五、手术镊

见图 4 - 8G,亦有尖头和圆头之分。主要用于手术中的协助性操作,如钝性分离血管、神经等,以及穿线协助结扎血管等一些仅用手难以操作的精细动作。其握持方法如图 4 - 10 所示。

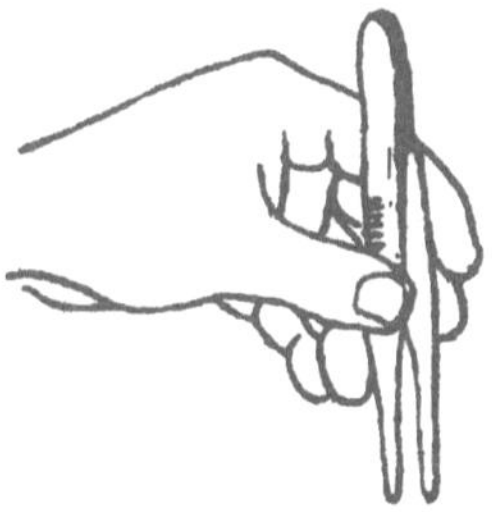

**图 4 - 10　手术镊的握持方法**

### 六、眼科镊

见图4-8H、I,分直头和弯头。用途与手术镊基本相同,只是所操作的对象为精细组织,因其钳力较小。

### 七、动脉夹

见图4-8J、K,大、小有几种型号,用以夹闭血管之用,根据具体情况选用不同型号。亦常用于钳夹静脉注射针(常用大号),以使注射针保定在血管中不致滑脱。

### 八、玻璃分针

见图4-8L,与血管钳、手术镊等协同操作,用于组织的钝性分离和其他相关操作。

### 九、气管插管

见图4-8M,为家兔手术中的常用器材,在全身麻醉的情况下常用其作气管插管,以保证呼吸畅通。

### 十、三通阀

见图4-8N,调节开关旋柄可控制流体流动的方向,旋柄上的箭头表示流通方向,其箭头指向哪个出口即表明哪个出口是通的。图4-11中箭头表示流通方向,打"×"者为不通。

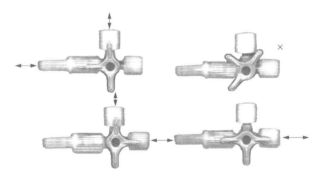

**图4-11　三通阀的调节**

# 第四节　可调式移液器及其使用

可调式移液器在功能学科实验中使用很广,其使用方便,加液量准确,但能否正确使用对实验结果影响极大。因此,在进行相关实验前,有必要对其结构、性能进行了解,掌握其使用方法。

## 一、可调式移液器的构造

可调式移液器的构造如图4-12所示。

## 二、可调式移液器的性能

(1) 轻松旋转活塞按钮选择分液量。

(2) 人机工效学设计的指掌,便于全手轻松控制,可减少手部疲劳。

(3) 数字视窗,令所设定量程一目了然。

(4) 量程范围广(0.1~5 000 μl)。

(5) 使用附件工具,能方便快捷地进行校准和维修。

(6) 快捷轻便的管嘴推出器。

(7) 替换型管嘴连件过滤芯,可防止污染和管嘴损坏。

(8) 可拆卸式管嘴连件,具有高性能的化学防腐性,且可以高温、高压消毒。

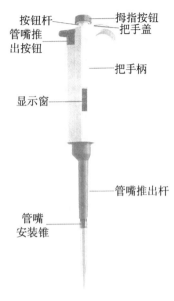

**图4-12  可调式移液器的构造**

## 三、使用方法及注意事项

### (一) 加液量设定

旋转拇指按钮,同时注视显示窗数字变化,顺时针旋转使数字减小,逆时针旋转使数字增大;旋转时必须听到滴答声并且显示窗中的数字是完整可见的,否则将影响加液量的正确度;旋转时不可超过移液器标定的可调范围,以免损坏移液器。

### (二) 安装和推出管嘴

安装管嘴前应确保管嘴安装锥干净,安装时将管嘴套在安装锥上,并压紧以确保密封,如在管嘴壁和安装锥之间形成一圈黑色的密封环,则表明管嘴的安装是密封的,否则需重新安装。推出管嘴时,可用拇指用力按压管嘴推出按钮,将管嘴排入废物桶。

### (三) 吸液和吹液

吸液时,垂直地握持移液器,用拇指平缓地压下拇指按钮(图4-13A),直到第一个停止位(图4-13B),将管嘴尖插入到待吸液体表面下2~3 mm处,平缓地释放拇指按钮,小心地从液体中退出管嘴,并将管嘴在容器边缘触碰一下,以去除管嘴外面多余的液体。吹液时,轻轻地按压拇指按钮到第一个停止位(图4-13B),在略停后继续按压拇指按钮到第二个停止位(图4-13C),此过程将排空管嘴中的液体,并保证准确的加液量。释放拇指按钮使回复到原位(图4-13A)。

### (四) 易起泡或黏稠溶液的移液方法

按压拇指按钮到第二个停止位(图4-13C),将管嘴尖插入到溶液液面下2~3 mm处,平缓地释放拇指按钮;从溶液中退出管嘴并在容器边缘触碰管嘴尖以去除管嘴外多余溶液,平缓按压拇指按钮到第一个停止位(图4-13B)向目标标本内加液,同时保持拇指在第一停止位置不动(图4-13B),然后将管嘴内剩余液体吹回所吸溶液中或丢弃。

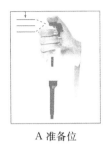
A 准备位

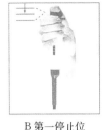
B 第一停止位

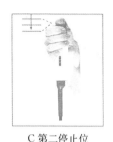
C 第二停止位

**图 4-13 移液器使用方法**

# 第五节 分光光度计（紫外-可见光）

溶液中的物质在光的照射激发下，产生对光吸收的效应，这种吸收效应是具有选择性的。各种不同的物质都有各自的吸收光谱，因此，当某单色光通过溶液时，其能量就会被吸收而减弱，光能量减弱的程度与物质的浓度有一定的比例关系，符合朗伯-比尔定律。

$$T = I/I_0 , \quad Log I_0/I = KCL , \quad A = KCL$$

公式中，$T$ 为透过率，$I_0$ 为入射光强度，$I$ 为透射光强度，$A$ 为吸光度，$K$ 为吸收系数，$L$ 为溶液的光程长，$C$ 为溶液的浓度。

从以上公式可以看出，当入射光、吸收系数和溶液的光程长不变时，透过光是根据溶液中溶质的浓度而变化的，分光光度计的基本原理就是基于这一物理光学现象，通过测定某个特定波长处（或一定波长范围内）的吸光度，来反映被测定溶质的含量。

分光光度计，又称光谱仪（spectrometer），常用的包括可见光分光光度计（如 721 型、722 型）和紫外-可见光分光光度计（如 752 型）两类，测量范围一般包括波长范围为 380～780 nm 的可见光区和波长范围为 200～380 nm 的紫外光区。其他还有红外分光光度计、原子吸收分光光度计等。下面以最常见的 752 型分光光度计为例说明，其他型号的仪器原理基本一致，操作也相近似，可参考说明书使用操作。如有条件，酶标仪也可作为分光光度计的替代设备用于实验。

## 一、特点及用途

752 型紫外光栅分光光度计能在紫外、可见光谱区域内对不同物质作定性或定量的分析。该仪器广泛应用于医学卫生、临床检验、生物化学、石油化工、环境保护、质量控制等部门，是理化实验室常用的分析仪器。

## 二、仪器结构

仪器结构如图 4-14 所示。

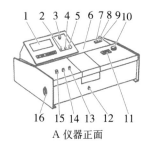
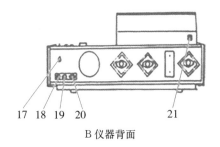

A 仪器正面　　　　　　　　　　　　　　　B 仪器背面

**图 4 - 14　752 型紫外光栅分光光度计外部构造图**

注:1. 数字显示器;2. 吸光度调零(消光零)旋钮;3. 选择开关;4. 吸光度调斜率电位器;5. 浓度旋钮;6. 光源室;7. 电源开关;8. 氢灯电源开关;9. 氢灯触发按钮;10. 波长手轮;11. 波长刻度窗;12. 试样架拉手;13. 100%T 旋钮;14. 0%T 旋钮;15. 灵敏度旋钮;16. 干燥器;17. 卤钨素灯开关;18、19. 保险丝;20. 电源插座;21. 外接插座。

## 三、使用方法

(1) 将灵敏度旋钮调至"1"档(放大倍率最小)。

(2) 按"电源"开关(开关内 2 只指示灯亮),钨灯点亮;按"氢灯"开关(开关内左侧指示灯亮),氢灯电源接通;再按"氢灯触发"按钮(开关内右侧指示灯亮),氢灯点亮。仪器预热 30 min。

注:可见光部分为以钨灯为光源,紫外光部分以氢(氘)灯为光源。仪器背部有一"钨灯"开关,如不需要用钨灯时可将它关闭。

(3) 选择开关置于"T"。

(4) 打开试样室盖(光门自动关闭),调节"0%"(T)旋钮,使数字显示字为"000.0"。

(5) 将波长置于所需测的波长。

(6) 将装有溶液的比色皿置于比色皿架中。

注:波长在 360 nm 以上时,可用玻璃比色皿。波长在 360 nm 以下时,要用石英比色皿。

(7) 盖上样品室盖,将参比溶液比色皿置于光路,调节透过率"100"旋钮,使数字显示为 100.0%(T),如果显示不到 100.0%(T),则可适当增加灵敏度的挡数,同时应重复"4",调整仪器的"000.0"。

(8) 将被测溶液置于光路中,数字显示器上直接读出被测溶液的透过率(T)值。

(9) 吸光度 A 的测量参照"4"和"7",调整仪器的"000.0"和"100.0"。将选择开关置于"A"。旋动"吸光度调零"(消光零)旋钮,使数字显示为"000.0",然后移入被测溶液,显示值即为试样的吸光度 A 值。

(10) 浓度 C 的测量,选择开关由"A"旋至"C",将已标定浓度的溶液移入光路,调节"浓度"旋钮使数字显示为标定值。将被测溶液移入光路,即可读出相应的浓度值。

(11) 如果大幅度改变测试波长时,需要等数分钟后,才能正常工作(因波长由长波向短波或短波向长波移动时,光能量变化急剧,使光电管受光后响应缓慢,需一移光响应平衡时间)。

(12) 仪器在使用时,应常参照本操作方法中"4"和"7"进行调"000.0"和"100.0"的工作。

(13) 每台仪器所配套的比色皿不能与其他仪器上的比色皿单个调换。

（14）本仪器数字显示器后背部带有外接插座，可输出模拟信号。插座 1 脚为正，2 脚为负接地线。

（15）对由于在运输搬运过程中引起光源偏移和吸光度斜率的偏移，可按仪器说明书进行调整。

# 第六节　离心机

离心机（centrifuge）是利用高速旋转产生的向心力（俗称离心力），分离液体与固体颗粒或不同密度液体的混合物中不同成分的设备。离心（centrifugation）的主要目的是达到固体/液体或液体/液体的分离，也就是利用离心机转子高速旋转产生的向心力，利用液体和混悬其中的固体成分或互不相溶的 2 种及多种液体，具有不同沉降系数和浮力密度的特性，经过一段时间后，在离心管内分层，从而实现分离、浓缩、提纯的方法。

离心机根据转速一般可以分为 3 类或 3 个等级。

（1）最大转速在 10 000 rpm 以下的，称为普通或低速离心机，能够产生的加速度一般小于 10 000 g，主要用于较大颗粒的固液沉降分离，通常为常温操作，不带冷冻功能。医学功能学科实验中常用于分离血清、血浆。

（2）最大转速在 10 000～30 000 rpm，能够产生的加速度可达 90 000 g 的，称为高速离心机，一般带有冷冻功能，离心机内工作温度可控制在 0～4℃。主要用于较小颗粒的固液沉降分离，可用于分离微生物、细胞碎片、较大的亚细胞结构和一些免疫沉淀物等颗粒。

（3）超速离心机的最大转速可达 50 000～80 000 rpm，加速度可达 500 000 g，可以进行密度梯度离心、差速沉降分离、亚细胞器分离、病毒和大分子的分离等。

功能学科实验常用离心管一般有 1.5 ml 和 15 ml 两种规格，其他可选用的常用离心管规格有 0.5 ml、5 ml、10 ml、50 ml 等。根据不同规格的离心管，可以选用不同的离心机或更换不同规格的离心机转子（图 4 - 15）。

离心机的使用方法和注意事项如下。

（1）离心机需放置在坚固的水平支撑面上，并且需放置平稳。

（2）离心前，放入转子的离心管套、管垫、离心管及其中样品需称量平衡，转速越高，越要精确称量。

（3）离心前，平衡好的一对样品应放入转子中对称位置。

（4）离心管中的样品不宜过多，液面和离心管口需留有一定空隙。

（5）离心前需检查转子是否安装牢靠。

（6）离心机盖需闭合良好，有锁扣结构的需锁扣牢固。

（7）通过旋钮、按钮或触摸屏调节好转速和时间。如为机械式调速旋钮，需开始启动离心后，从低速到高速逐渐增加转速。数字式调速功能的离心机则在离心前调节好转速。

（8）启动离心，在离心机逐渐增加转速过程中，注意观察是否有异常震动或声响，如发生

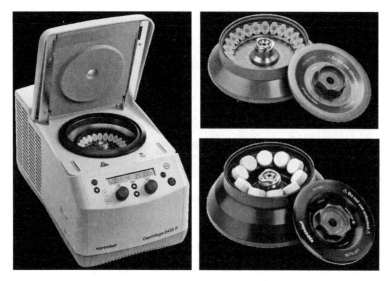

图 4 - 15　离心机和不同规格转子

异常,应立即终止离心,按下暂停按钮,必要时切断电源。

(9) 达到所设定最大转速后,耐心等待离心结束。

(10) 离心时间到后,等待离心机转子完全停止转动后,方可打开机盖。判定完全停止可通过转速显示为零,并通过离心机盖上透明小窗观察。

(11) 切忌在离心机完全停止转动前打开机盖,甚至用手或工具助停。

(12) 取出离心管时注意保持稳定,避免沉淀物泛起。

(13) 必要时,及时转移上层液体到准备好的容器中备用,以免分离的成分再次混合。

(14) 必要时清理离心套管、离心机内壁。

(15) 实验结束后,关闭离心机电源。

# 第五章 功能学科实验

## 第一节 神经、肌肉、感官系统实验

### 实验 1 神经干复合动作电位电生理实验

**一、实验目的**

学习神经干复合动作电位的细胞外记录方法,观察动作电位的传导速度、神经组织兴奋性的相对不应期和绝对不应期,测绘刺激时间-强度曲线,加深对神经干动作电位生理特性的理解以及药物对其特性的影响。

**二、实验原理**

神经是可兴奋组织,其兴奋的客观标志是动作电位,当神经干受到阈上刺激发生兴奋时,神经细胞膜在静息电位的基础上爆发动作电位,动作电位可沿细胞膜向远处传播;在神经干表面不同部位放置两对引导电极,神经干上一处在接受同一刺激后,根据两对引导电极所记录到的两个动作电位的时间差,可计算其传导速度。当动作电位爆发时,其自身的兴奋性又会发生一系列的变化,先后经历绝对不应期、相对不应期、超常期和低常期等过程。在绝对不应期内给予刺激,即使加大刺激强度,细胞也不发生兴奋;在相对不应期内给予刺激,细胞可产生兴奋,但产生的动作电位幅度降低。引起细胞、组织或机体发生反应的刺激具有一定的强度、一定的持续时间以及一定的时间-强度变化速率 3 个参数。用方波刺激细胞,相当于保定了刺激的时间-强度变化速率,在此情况下,可研究刺激强度和刺激持续时间两个参数的相互关系。

**三、实验动物**

牛蛙。

**四、药品与器材**

蛙类手术器械、神经屏蔽盒、丝线、滤纸、生物信号采集与处理系统;任氏液、1%利多卡因溶液、2%普鲁卡因溶液、0.87%氯化钾溶液、0.69%氯化钠溶液。

### 五、实验步骤

（1）制备牛蛙坐骨神经、腓神经标本：

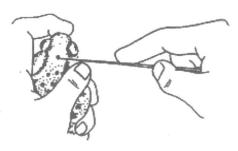

**图5-1 破坏蛙类脑、脊髓示意图**

1）破坏脑和脊髓：左手持牛蛙，腹部以下连同上肢握于手中，小指在下压住其双下肢（夹在小指和无名指之间），用拇指压住背部，用示指向下压住吻部，使头与躯体成一定角度，充分暴露枕骨大孔部。用探针针尖沿头背部正中向下滑动，在两侧耳后缘连线前约3mm处可触到一条横沟，将探针于横沟中央处经枕骨大孔向前刺入颅腔（图5-1），探针向前稍向下左右搅动破坏脑，直至牛蛙的角膜反射消失。然后将探针回抽至枕骨大孔，再转向后方插进椎管，边向尾椎推进边捻转，以损毁脊髓，直至动物的四肢瘫软。

2）制备粗制标本：在牛蛙的骶髂关节水平以上1cm处，用粗剪刀剪断脊柱，并将头和前肢连同所有内脏剪去，用左手拇指及示指夹住脊柱，右手由断面开始将皮肤与肌肉分离，向趾端方向剥去皮肤。避开坐骨神经，用粗剪刀从背侧剪去骶骨，然后沿中线将脊柱剪成左右两半，再从耻骨联合中央剪开（为保证两侧坐骨神经完整，避免剪时偏向一侧）。将已分离的标本浸入任氏液中。将此粗制标本置于蛙板上，脚掌向下用蛙钉固定，脊柱端的腹侧面向上，拉直后用蛙钉固定。

3）分离坐骨神经和腓神经：先用玻璃分针沿脊柱侧游离坐骨神经腹侧部。再在其下肢股部背侧二头肌和半膜肌之间，用玻璃分针分离出坐骨神经的大腿部分，直至膝关节。坐骨神经在膝关节后分为胫神经和腓神经两支，在分叉下方将胫神经剪断，仔细分离腓神经并沿腓肠肌一直下行分离至跟腱。坐骨神经-腓神经完全暴露后，以粗剪刀剪下一小段与其相连的脊柱，或用线在靠近脊柱处将其结扎后并将向中端剪断。用镊子提起该小块脊柱或结扎线，以眼科剪逐一剪断坐骨神经在下行过程中的各个分支，游离并取下坐骨神经和与之相连的腓浅神经。分离过程中，操作必须精细，切忌用力牵拉和钳夹神经。神经标本尽可能长些。将神经干置于标本槽的电极上，盖上盖板，以防神经干燥。

（2）仪器连接：如图5-2所示，两对引导电极记录到的信号由2个通道分别输入。刺激输出接标本槽刺激电极。

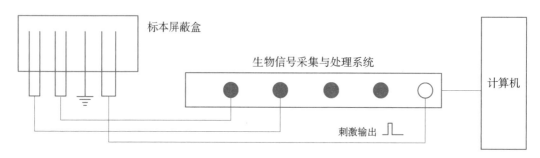

**图5-2 实验1仪器连接示意图**

（3）运行实验软件，选择"神经干复合动作电位电生理实验"或相关的实验项目。两组引导电极间的实测距离一般可在软件中调整设置。

（4）进入采集信号界面，通过实验软件设置实验参数和控制实验进程，调整增益，或信号曲线的 Y 轴量程，使记录到的动作电位幅值显示合适，便于观察和测量。如有需要，低频滤波一般设置在 $1.6\sim16\,\mathrm{Hz}$，高频滤波可设置在 $5\sim50\,\mathrm{kHz}$。刺激脉冲可先选择单刺激，脉冲宽度可根据信号强弱尝试改变，但不宜过宽，否则动作电位形态会受影响。前延时时间一般可设为 $2\sim5\,\mathrm{ms}$，根据动作电位在屏幕上出现的位置做相应调整。

点击"启动"或"开始刺激"按钮后，程序将以设定参数产生脉冲，并在屏幕上显示采集到的动作电位信号。

逐步加大脉冲强度，在屏幕上可看到动作电位的幅度逐渐增大。可根据需要改变刺激强度和两个通道的增益，使信号幅度适中。

（5）此后可根据实验需要，进行不同的实验项目。注意，以下各实验项目仅提供实验内容和要求，如何设计优化其先后步骤，请自行调整设计，从无损伤操作、不可逆损伤操作、充分利用两对引导电极在 2 个通道中记录到 2 个动作电位信号等方面加以考虑。

[实验 1–1]神经干复合动作电位的传导速度

（1）观察和储存两个通道中，双相复合动作电位的幅度、时程及该电位在一定范围内随刺激强度变化而变化的过程。

（2）在第一和第二对引导电极之间的神经干上放置浸有 2% 普鲁卡因溶液的滤纸片，按第 1 步操作观察动作电位的变化，注意观察并储存信号。

（3）传导速度测量是通过第一对引导电极记录到的动作电位（通道 1）和第二对引导电极记录到的动作电位（通道 2）的起始点之间的时间差，和两对引导电极之间的距离算出。

传导速度计算公式：

$$V(\mathrm{m/s})=\frac{L}{T}=\frac{L}{T_2-T_1}$$

式中，$V$ 为传导速度；$L$ 是两对引导电极的距离（m）；$T_1$ 和 $T_2$ 则分别为刺激起点至由第一和第二对引导电极记录到的动作电位的起始点或峰顶的时程（s）。传导速度测量方法如图 5–3 所示（理论上，应该测量两个动作电位起始点之间的时间差来计算传导速度，但实际操作时，如干扰信号过大，或动作电位图形不典型，难以判断动作电位的起始点，此时可退而求其次地选择测量两个动作电位峰顶的时间差近似计算）。

[实验 1–2]神经干动作电位不应期的测定

（1）仪器连接同实验 1–1，不同之处在于本实验仅需观察和记录第一对引导电极的信号，信号由通道 1 输入。

（2）按实验步骤 4 操作，调节好脉冲 1 强度。并将刺激模式改为"双刺激"或"成对刺激"，部分产品软件有自动测定不应期的设置，则直接选用即可。

（3）调节脉冲 2 强度，使之等于脉冲 1 强度。改变脉冲间隔，观察第二个动作电位的幅

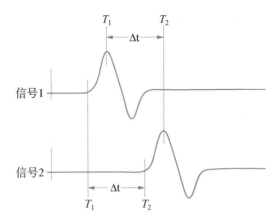

图 5－3　神经传导速度测定示意图

度变化情况,以此判断动作电位的相对不应期、绝对不应期、超常期和低常期。当第二个刺激脉冲落在绝对不应期内时,加大脉冲 2 强度,观察有无动作电位产生。

[实验 1－3]刺激强度－刺激时间曲线

(1) 仪器连接和程序操作同实验 1－2。

(2) 调节脉冲强度,使其刚好达阈刺激(在屏幕上刚好能看到动作电位)。储存一幅信号。

(3) 脉冲宽度递增 0.1 ms,重复第 2 步操作。要求通过调整脉冲强度,在不同脉冲宽度时,产生的动作电位幅值相同,并记录对应脉冲强度和脉冲宽度的值。脉冲宽度增至 0.6～1 ms 时结束。

(4) 通过 excel 或其他作图软件,将多对脉冲强度和脉冲宽度的值,拟合出双曲线(韦氏曲线),部分实验软件有自动作图功能的,则直接选择使用。

储存和图形输出方法参照实验 1－1。

[实验 1－4]药物和不同离子成分对神经干复合动作电位的影响

(1) 观察利多卡因对不应期的影响,在刺激电极和引导电极之间的神经干上,放置一个浸有利多卡因溶液的滤纸片,观察动作电位的变化(注意项目顺序和滤纸片放置位置)。

(2) 观察普鲁卡因对传导速度的影响,同实验 1－1(3)(注意项目顺序和滤纸片放置位置)。

(3) 在上述实验结束后,立即将神经干放入任氏液内浸泡 10～20 min,必要时反复更换新鲜任氏液,然后重新将神经干置于标本槽内,观察动作电位的恢复。

(4) 用浸有 0.87%氯化钾溶液的滤纸片,在刺激参数不变的条件下,观察用药前后动作电位的变化。

(5) 重复(3),待动作电位适度恢复后,以 0.69%氯化钠溶液滤纸片,在刺激参数不变的条件下,观察用药前后动作电位的变化。

## 六、注意事项

(1) 神经置于标本槽时,不要扭曲、弯曲。

（2）标本槽内不要加任氏液,滤纸片上的药液亦不宜过多,以防短路。

（3）实验时,屏蔽盒要盖上盖子。引导电极、刺激电极的接地端应与屏蔽盒的接地柱相连,屏蔽盒应与整个实验系统(包括仪器、电脑等)共同接地。

（4）神经干标本在保持活性的前提下,尽量不要改变位置,如神经干动作电位难以刺激出,或幅值过小,可将神经干取出,浸于盛有任氏液的器皿中湿润后重新置于标本槽内。

**七、讨论与思考**

（1）神经纤维的传导速度与哪些因素有关?

（2）如何解释实验中的双向波形?

（3）尝试用一根神经干标本完成所有实验项目,实验步骤应如何排序才更加合理?

（4）为何神经干标本尽量不要改变位置,如取出后重新放置,前后实验数据是否还具有可比性?

### 实验 2　骨骼肌的单收缩与复合收缩,神经-肌接头兴奋的传递

**一、实验目的**

观察刺激频率对肌肉收缩形式和收缩力的影响。通过观察箭毒对神经-肌接头传递的阻断效应来证明肌肉的收缩是神经冲动通过神经-肌接头的化学传递而实现的。

**二、实验原理**

骨骼肌受躯体运动神经的支配。当躯体运动神经兴奋时,动作电位沿神经干传导至末梢,神经末梢释放乙酰胆碱,与肌纤维的终板膜上的特殊化学门控通道分子的两个 α-亚单位结合,从而引起肌肉兴奋,通过兴奋-收缩耦联,使肌肉收缩。肌肉的每一次收缩是独立的、彼此分开的,即单收缩。单收缩全过程包括潜伏期、收缩期和舒张期。随着刺激频率的加快,前次刺激引起的收缩还未完全舒张时,新的刺激已到达肌肉,引起肌肉在尚未完全舒张的基础上出现新的收缩,表现为锯齿状的收缩波形,称为不完全强直收缩。若再增加刺激频率,前次刺激引起的收缩还未到达顶点时,新的刺激已到达肌肉,肌肉将出现完全的持续收缩状态,形成收缩力的叠加,曲线的锯齿形消失,即完全强直性收缩。而动作电位由于历时很短,又有不应期存在,所以不会融合。

**三、实验动物**

牛蛙。

**四、实验药品与器材**

蛙类手术器械、肌槽、任氏液、箭毒、棉球、滤纸、张力换能器、双极插入式刺激电极、刺激器。

### 五、实验步骤

（1）制备牛蛙坐骨神经-腓肠肌标本：破坏脑、脊髓至游离坐骨神经等步骤同实验1"制备牛蛙坐骨神经、腓神经标本"。将游离干净的坐骨神经搭于腓肠肌上，在膝关节周围剪掉全部大腿肌肉并用粗剪刀将股骨刮干净，然后在股骨中部剪断。用玻璃分针和镊子将腓肠肌跟腱分离并穿线结扎。在结扎处下端用粗剪刀剪断跟腱，左手执线提起腓肠肌，用眼科剪剪去周围组织，使之除上端仍附着于骨骼外，其他部分与小腿分离。在膝关节下将小腿剪去，这样就制得了坐骨神经-腓肠肌标本。它包括坐骨神经、一段股骨和腓肠肌（图5-4）。将其放入任氏液中稳定10 min，备用。

（2）将标本置于肌槽中，股骨断端置于槽侧壁的骨孔中，旋紧螺丝钉使之保定，坐骨神经放置在刺激电极上。

（3）将腓肠肌肌腱上的丝线系于张力换能器的着力点上，调节肌槽与换能器之间的位置和距离，使丝线处于垂直位置并刚好拉紧不松弛，令肌肉处于自然拉长的长度，坐骨神经干置于记录电极和刺激电极上（图5-5）。

（4）将张力换能器连接到"生物信号采集与处理系统"的1通道（图5-6）。运行实验软件，选择"骨骼肌单收缩及复合收缩"实验项目。进入采集信号界面，设置参数。

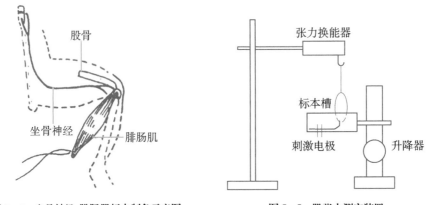

图5-4　坐骨神经-腓肠肌标本制备示意图　　　　图5-5　肌张力测定装置

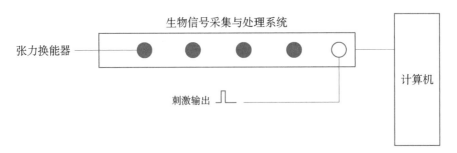

图5-6　实验2仪器连接示意图

（5）确定肌肉阈上刺激强度，调节肌肉最适初长：刺激脉冲宽度调至合适，刺激方式设为单刺激。先调节刺激器输出强度，使肌肉产生收缩。再调节肌肉长度，使肌肉收缩张力达到最大。

### 六、实验观察项目

1. 单收缩的曲线描记 以单个方波刺激坐骨神经引起腓肠肌单收缩,改变刺激强度,记录多个收缩波。注意观察刺激强度与肌肉收缩张力之间的关系,由此确定最适刺激强度,即刚好能引起肌肉最大收缩张力的刺激强度。测量肌肉收缩的 3 个时期(潜伏期、收缩期和舒张期)的时间长短。

2. 复合收缩曲线的描记 刺激强度和脉冲宽度同前。刺激模式更改为连续刺激或程控刺激,以不同频率(1、2、4、8、16、32、50 Hz)刺激标本,刺激串长 1 s,每次刺激间隔时间为 5 s。观察不完全及完全强直收缩的波形和波幅变化,选取典型图形储存。

3. 观察箭毒对神经-肌接头传递的阻断效应 保定各项参数不变,在腓肠肌的两端肌肉内各注射箭毒 1 mg(0.1 ml),并用浸泡有箭毒的薄层棉花或滤纸片覆盖于腓肠肌上,2 min 后刺激神经干,观察肌肉收缩波的变化。以后每隔 2 min 刺激一次,观察多少时间后肌肉收缩波完全消失。肌肉收缩波完全消失后,再用刺激电极直接刺激肌肉,观察其反应。

### 七、注意事项

(1) 在制备标本的过程中,注意勿损伤坐骨神经和腓肠肌。

(2) 在实验中应经常滴加任氏液于标本,以保持标本的湿润,但一次不宜加入过多,以免引起短路。

(3) 用最适刺激强度刺激神经,避免过强刺激损伤神经。

### 八、讨论与思考

(1) 为何神经肌肉标本中肌肉收缩随刺激强度增加而增加?

(2) 箭毒对肌肉收缩有何影响? 机制是什么?

实验 3 诱发脑电实验

### 一、实验目的

学习哺乳动物大脑皮层诱发电位的记录方法,了解其波形特征和形成原理。

### 二、实验原理

大脑皮层诱发电位是指感觉传入系统受到刺激时,在大脑皮层某一局限区域引出的电位变化。由于皮层一直处在活动状态并产生自发脑电波,因此,诱发电位往往出现在自发脑电波的背景上。在皮层相应的感觉区表面引出的诱发电位可分为主反应、次反应和后发放 3 个部分。主反应之前的潜伏期一般为 5~12 ms(较恒定),主反应一般为先正后负的电位变化,在大脑皮层有特定的部位,它是大锥体细胞电活动的综合表现。次反应是跟随主反应之后的扩散性续发反应,后发放的出现则不太恒定,与刺激强度和麻醉状态有关。由于诱发脑电主反应与刺激信号具有锁时关系,而诱发脑电其他成分及自发脑电则具有随机特性,利用这一特点,可应用计算机对电位变化的叠加平均处理,使诱发脑电的主反应突显出来,而其他成分则互相抵消。

本实验采用细胞外记录方法,通过刺激豚鼠坐骨神经,在皮层后肢代表区记录到相应的诱发电位。

### 三、实验动物

豚鼠。

### 四、药品与器材

哺乳动物手术器械、骨钻、骨钳、皮层电位引导电极、保护电极、脑立体定位仪、生物信号采集与处理系统、1.5%戊巴比妥钠(或 20%氨基甲酸乙酯)溶液、苯巴比妥。

### 五、实验步骤

(1) 豚鼠以 1.5%戊巴比妥钠溶液 30～40 mg/kg(或 20%氨基甲酸乙酯溶液 1 000～1 400 mg/kg)腹腔注射麻醉。

(2) 豚鼠取俯卧位,在右后肢沿大腿后外侧纵轴切开皮肤,于股二头肌和半膜肌之间的深处找到坐骨神经,并用玻璃分针将其分离,穿线,把神经置于保护电极上。

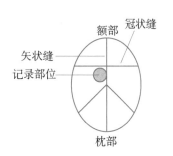

**图 5-7 露骨钻孔位置**

(3) 头顶部剪去被毛,沿正中线切开豚鼠头部皮肤(两眼连线中点至枕骨的连线),用刀柄钝性分离骨膜,暴露颅骨缝,在左侧颅骨上(冠状缝与矢状缝交界处后外侧,稍向后偏移,图 5-7中标有"记录部位"处)钻一圆孔暴露一侧大脑体感区皮层,止血。钻孔时切忌用力过猛,以免损伤皮层,否则将难以引导出皮层诱发电位。

(4) 上述手术完成后,将豚鼠头部稳妥保定于脑立体定位仪上。如电波有干扰,可对立体定位仪进行接地处理。

(5) 连接实验装置(图 5-8)。

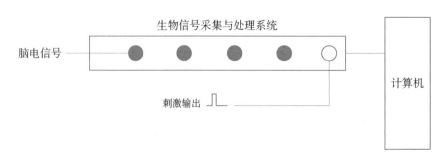

**图 5-8 实验 3 仪器连接示意图**

（6）连接电极,使参考电极夹在头皮切口边缘上,引导电极头端接触大脑皮层相应的体感区。

（7）运行实验软件。选择诱发脑电实验。

（8）进入采集信号界面,通过实验控制面板设置实验参数和控制实验进程。放大器参数设置参考:低频滤波 $1.6\sim16\,Hz$;高频滤波 $5\sim50\,kHz$;刺激脉冲宽度 $0.1\,ms$

（9）观察皮层自发脑电波:通过实验控制面板设置实验参数和控制实验进程。调整放大器增益,使自发脑电清晰可辨、幅度适当。

（10）诱发脑电叠加:调整 X 轴扫描时间至 $20\sim40\,ms$,观察后发放电位时,可调整为 $160\sim320\,ms$。前延时时间为 $4\,ms$ 左右。给予适度刺激,逐步加大脉冲强度,可见同侧肢体轻微抖动,在屏幕上观察辨认皮层诱发电位。移动引导电极,以 $1\,mm$ 间距探查暴露的皮层区域,寻找诱发电位幅度最大且恒定的中心区域。采集多幅信号,选用实验软件中的叠加功能,思考叠加信号的目的和原理。

（11）在皮层投射区滴加苯巴比妥,观察药物对诱发脑电的影响。

## 六、注意事项

（1）麻醉深度以呼吸减慢、角膜反射消失、夹趾无明显反应、自发脑电稳定为度,切忌麻醉过深。

（2）手术过程中尽量减少出血,切勿损伤皮层(钻孔时向下和旋转的力要均匀分配,防止颅骨下陷;引导电极头部圆钝,接触皮层时切忌向下按压)。

（3）主反应投射区域局限,引导电极放置位置要找准。可在一定范围内移动电极与皮层的接触点位置,直至找到最佳位置。

## 七、讨论与思考

如何确定某一波形是主反应而非干扰波或自发脑电?

实验4　耳蜗微音器电位

## 一、实验目的

学习微音器电位的引导方法,观察微音器效应。

## 二、实验原理

当声波刺激耳蜗时,在耳蜗及其附近的结构所记录到的一种与声波波形和频率一致的电位变化就是微音器电位。如将这种电位变化经放大后输入监听器,可听到与刺激声波相同的并放大了的声音,这种效应称为微音器效应。

### 三、实验动物

豚鼠。

### 四、实验药品与器材

哺乳动物手术器械、小骨钻、生物信号采集与处理系统、银丝引导电极、三向推动器、声源、20%氨基甲酸乙酯溶液、生理盐水。

### 五、实验步骤

1. **安装引导电极**　将生物信号采集与处理系统的输入端通过导线与引导电极、参考电极相连；其输出端通过导线与生物电放大器相连，放大器的输出接监听器。选择相应实验程序。

2. **手术**　取体重约 300～400 g 的年幼豚鼠 1 只（年幼豚鼠耳蜗位置较浅），腹腔注射20%氨基甲酸乙酯溶液（6 ml/kg）。待动物麻醉后，沿耳郭根部的后缘切开皮肤，分离组织，剔净肌肉，暴露外耳道口后方的颞骨乳突部。用小骨钻在乳突上钻一小孔，并仔细扩大成直径为 3～4 mm 的骨孔。借放大镜经骨孔向前方深部窥视，在相当于外耳道口内侧的深部，可见自上而下向上兜起的耳蜗底转的后上部分及底转上方的圆窗。圆窗口朝向外上方，其前后径约为 0.8 mm。豚鼠取侧卧位，使其头部嘴端稍向下垂，以便于电极插入。操纵三向推动器将银丝引导电极经骨孔向前深部插入，使电极球形端与圆窗膜接触。参考电极夹在切口皮下组织（图 5-9）。

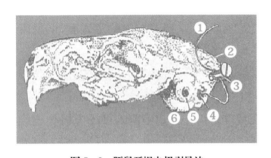

**图 5-9　豚鼠耳蜗电极引导法**
注：1. 引导电极；2. 枕骨大孔；3. 固定螺丝钉；4. 乳突部骨孔暴露圆窗膜；5. 外耳道；6. 鼓泡。

### 六、实验观察项目

调节好放大器的增益。试对豚鼠外耳道说话，可见与声音同步发生的电位变化，从监听器可以听到同样的话语声。

### 七、注意事项

（1）引导电极头端应熔成球形，直径约 0.5 mm，并在其外套一塑料管。

（2）安置电极时，勿将圆窗戳破，否则外淋巴流出，微音器效应将明显减弱。

### 八、讨论与思考

比较耳蜗微音器电位和听神经动作电位的区别。

## 实验5 有机磷中毒机制、症状及药物治疗

### 一、实验目的

观察阿托品和解磷定对敌百虫中毒的解救作用,并测定不同阶段血液中乙酰胆碱酯酶(acetylcholinesterase,AChE)的活性,分析药物的作用机制。

### 二、实验原理

有机磷是常用的农药和宠物药,因为误服、误接触或谋杀、自杀引起的有机磷中毒在临床上仍可见。敌百虫是较少可溶于水的有机磷农药,其他有机磷农药多为油性,不溶或难溶于水。有机磷中毒机制是竞争性抑制体内乙酰胆碱酯酶,影响乙酰胆碱水解,导致乙酰胆碱在体内堆积而影响不同受体,产生相应症状,严重者引起死亡。阿托品和解磷定联合使用是救治有机磷中毒的主要方法。

胆碱酯酶活性测定,可使用各种相关试剂盒,以分光光度计或酶标仪进行比色分析。乙酰胆碱酯酶水解乙酰胆碱生成胆碱及乙酸,胆碱与巯基显色剂反应生成 TNB 黄色化合物,根据颜色深浅进行比色定量,水解产物胆碱的数量可反应胆碱酯酶的活力。

### 三、实验对象

家兔(2.0~2.5 kg)。

### 四、实验药品与器材

5%敌百虫溶液,0.05%阿托品溶液,2.5%解磷定溶液(碘解磷定或氯解磷定),乙酰胆碱酯酶测定试剂盒,蒸馏水,兔箱,5、10 ml 注射器,10、100、1 000 $\mu$l 移液器,棉花,吸水纸,瞳孔尺,试管,分光光度计或酶标仪,天平,小烧杯,手术刀片,恒温水浴锅。

### 五、实验步骤

(1) 家兔,称重,观察记录正常指标,如瞳孔大小、唾液分泌、粪便和尿液及肌震颤等情况。具体观察指标如下。

1) 瞳孔:直接用瞳孔尺量出左、右两侧瞳孔的直径(cm),测量时注意光线强弱及辐辏反射的影响。

2) 唾液:用吸水纸轻触家兔口唇,看湿润水印大小,按分泌量的多少以—、＋、＋＋、＋＋＋表示。即— 无唾液;＋ 有唾液;＋＋ 有唾液,较多;＋＋＋ 有唾液,很多。

3) 粪便和尿液:按量的多少以—、＋、＋＋、＋＋＋表示。即— 无粪便和尿液;＋ 有少量粪便和尿液;＋＋ 有粪便和尿液,较多;＋＋＋ 有粪便和尿液,很多,如腹部毛都明显浸湿。

4) 肌震颤:按程度不同以—、＋、＋＋、＋＋＋表示。即— 无肌肉跳动;＋ 局部或间歇有肌肉跳动;＋＋ 全身肌肉跳动;＋＋＋ 全身肌肉跳动并站立不稳定或由兴奋转入抑制,瘫卧。

（2）用移液器从兔耳较厚一侧的耳缘静脉采血 10 μl，迅速吹入盛有 0.99 ml 生理盐水的小试管内，立即充分混匀，制成 1∶99 全血稀释液，做好标记备用，有条件的可置于冰箱冷藏。

（3）经同耳薄侧耳缘静脉注射 5％敌百虫溶液 75 mg/kg，并记录给药时间。待中毒症状明显时记录作用时间，观察有何改变。

（4）同法从厚侧耳缘静脉取血 10 μl，制成 1∶99 全血稀释液；然后从对侧耳的耳缘静脉注射 0.05％阿托品溶液（1 mg/kg，保留该静脉通路），观察有何改变。待作用明显时记录作用时间。

（5）从耳缘静脉通路注射 2.5％碘解磷定溶液（或氯解磷定溶液）75 mg/kg，再观察有何改变。待作用明显时记录作用时间。给解磷定后等待尽量足够长的时间，同法取静脉血并制成 1∶99 全血稀释液。

（6）根据试剂盒说明书操作，测定 3 个全血稀释液中乙酰胆碱酯酶活性。

## 六、注意事项

（1）注射敌百虫溶液时，避免将药液注射到血管外，避免药物对局部造成损伤。注药完毕，用生理盐水适量注入静脉，以驱尽局部血管内的药液。

（2）注射敌百虫溶液前，应将解磷定、阿托品等解救药预先抽好，并准备好注药的耳缘静脉通路。

（3）如用敌百虫后 15 min 不出现中毒症状，可酌量补给。

## 七、实验结果记录

实验结果记录如表 5 - 1、表 5 - 2 所示。

表 5 - 1　家兔敌百虫中毒及药物治疗的症状观察

| 动物 | 体重（kg） | 用药情况 | | 症状 | | | | | |
| | | 药物 | 剂量 | 作用时间（min） | 瞳孔 | | 唾液 | 粪便和尿液 | 肌震颤 |
| | | | | | 左 | 右 | | | |
| 家兔 | | 用药前 | | | | | | | |
| | | 敌百虫 | | | | | | | |
| | | 阿托品 | | | | | | | |
| | | 碘解磷定 | | | | | | | |

表 5 - 2　家兔敌百虫中毒及药物治疗的血液胆碱酯酶活力测定

| 动物 | 用药情况 | 光密度 | | | 血液胆碱酯酶活力单位 |
| | | 测定管 | 测定空白管 | 差值 | |
| 家兔 | 用药前 | | | | |
| | 敌百虫 | | | | |
| | 碘解磷定 | | | | |

### 八、讨论与思考

（1）敌百虫中毒后出现哪些症状可用阿托品对抗？出现哪些症状则不能对抗？为什么？

（2）严重敌百虫中毒后，为何常合并应用阿托品和碘解磷定进行解救？

（3）根据实验结果分析敌百虫的中毒机制以及阿托品和碘解磷定的解毒机制。

## 实验6　热板法观察药物对小鼠的镇痛作用

### 一、实验目的

学习热板法测定小鼠痛阈的方法，比较哌替啶和安乃近镇痛作用的不同。

### 二、实验原理

将小鼠置于一定温度的热板上，以开始置入至小鼠由于痛感而出现舔足反应或跳跃的时间反映其痛阈。观测不同药物对痛阈提高的程度，以推断其镇痛作用。

### 三、实验动物

小鼠（雌性）。

### 四、药品与器材

水浴锅、温度计、热板、测验器；不同类型镇痛药（0.4％哌替啶溶液、3％安乃近溶液或其他不同类型镇痛药）、生理盐水。

### 五、实验步骤

1. **准备工作**　热板仪预热，调节温度为 $55 \pm 0.5℃$，实验人员分工，准备好记录表。

2. **小鼠的选择及正常痛阈值的测定**　小鼠一般在 $10 \sim 20\ s$ 内开始有不安状态，可能有举前肢、踢后肢等动作，以上动作均不易确定，而以舔后脚或跳跃的动作为痛觉的指标，并立即记录时间，将鼠取出。用此法选出反应在 $30\ s$ 内的小鼠 3 只。合适的小鼠挑选后，再依次测小鼠正常痛阈值一次，将每只小鼠所得的二次正常痛阈值的平均值作为给药前痛阈值。

3. **给药前及给药后的痛阈测定**　称好体重的小鼠，标记，按下列剂量计算各鼠所需的药液，再依次每隔 $>1\ min$ 和 $<3\ min$ 的时间（自定）分别给予下列药物。

第一只鼠：腹腔注射 0.4％哌替啶溶液 $40\ mg/kg$。

第二只鼠：腹腔注射 3％安乃近溶液 $300\ mg/kg$。

第三只鼠：腹腔注射生理盐水 $102\ ml/kg$。

注射完毕后，从第一只鼠给药时间算起，每 $10\ min$ 测定各鼠痛阈值一次（如 $60\ s$ 内仍无反应者，亦应把鼠取出作 $60\ s$ 记录，因为时间太久会把脚烫坏），直到用药后 $1\ h$ 为止，共测痛阈值 6 次。列表记录结果。

4. 计算 根据全班实验结果,按下列公式计算不同时间的镇痛反应百分率。

$$镇痛反应百分率 = \frac{用药后平均反应时间}{用药前平均反应时间} \times 100\%$$

根据每药不同时间的镇痛反应百分率作图,横坐标代表时间,纵坐标代表镇痛反应百分率,画出各药的曲线。比较各药的镇痛强度、作用开始时间及维持时间。

### 六、注意事项

雌性小鼠较好。观察各鼠痛阈时,间隔时间要恒定,不要随意改变,否则将扰乱整个实验的秩序。

### 七、实验结果记录

实验结果记录如表 5-3 所示。

**表 5-3 药物对小鼠的镇痛作用**

实验室温度_____

| 鼠号 | 体重 | 药品 | 剂量 | 用药前反应时间(min) | | | 用药后痛阈(s)与镇痛反应百分率 | | | | | |
|---|---|---|---|---|---|---|---|---|---|---|---|---|
| | | | | | | | 10 min | 20 min | 30 min | 40 min | 50 min | 60 min |
| | | | | 1 | 2 | 平均 | s % | s % | s % | s % | s % | s % |

### 八、讨论与思考

(1) 比较哌替啶和安乃近的镇痛作用特点,讨论在临床应用中两者各有何实际意义?

(2) 哪些因素可以影响本次实验的结果?

(3) 小鼠正常痛阈的标准过高或过低对实验结果有什么影响?

# 第二节 心血管系统实验

## 实验 7 心血管活动调节及药物的影响

### 一、实验目的

学习家兔动脉插管术和血压记录和分析方法,观察夹闭颈总动脉、刺激颈迷走神经、降压神经以及不同受体激动剂、抑制剂对家兔血压和心率的影响。

## 二、实验原理

心血管活动受交感和副交感神经支配。心交感神经兴奋时,其末梢释放去甲肾上腺素,作用于心肌细胞膜上的 $\beta_1$ 受体,使心率增快、收缩力增强,导致心输出量增加,动脉血压升高。心迷走神经兴奋时,其末梢释放乙酰胆碱,作用于心肌细胞膜上的 M 受体,使心率减慢、心房肌收缩力减弱,导致心输出量减少,动脉血压降低。交感缩血管神经兴奋时其末梢释放去甲肾上腺素,作用于血管平滑肌的 α 受体,使血管收缩,导致外周阻力增加、动脉血压升高。神经系统对心血管活动的调节是通过各种反射来实现的,其中最重要的是压力感受性反射。电刺激降压神经,通过降压反射引起心率减慢、心肌收缩力减弱、血管舒张、血压下降。此外,心血管活动还受体液因素的调节,通过给予传出神经系统的药物可帮助了解心血管活动的体液性调节。

## 三、实验动物

家兔。

## 四、实验药品与器材

1.5%戊巴比妥钠溶液(或 20%氨基甲酸乙酯溶液),0.1%肝素溶液,1∶10 000 肾上腺素溶液,1∶10 000 去甲肾上腺素溶液,1∶10 000 异丙基肾上腺素溶液,生理盐水;哺乳动物手术器械一套,刺激保护电极,压力换能器,三通阀,"Y"形气管插管,动脉夹,1 ml、10 ml 注射器,头皮针,生物信号采集与处理系统。

## 五、实验步骤

1. **准备检压系统** 通过三通阀向压力换能器内注满生理盐水,并向动脉插管内灌满 0.1%肝素溶液,驱尽管道系统内的空气,三通阀关闭备用。

2. **称重、麻醉与保定** 取家兔一只,称重后从兔耳缘静脉缓慢注射 1.5%戊巴比妥钠溶液 30 mg/kg,或 20%氨基甲酸乙酯溶液 750~1 000 mg/kg 进行麻醉,然后将动物仰卧位保定在手术台上。

3. **手术** 家兔备皮,颈部沿正中线做切口行气管插管术(详细步骤见第三章第五节"二、手术")。将切口边缘的皮肤及其下方的肌肉组织向外侧拉开,即可见在气管两侧纵行的左、右颈总动脉、颈迷走神经。交感神经和降压神经与颈总动脉伴行,行走于同一颈总动脉鞘内。仔细辨认 3 条神经,颈迷走神经最粗,颈交感神经次之,降压神经最细,且常与颈交感神经紧贴在一起(图 5 - 10),可用玻璃分针先分离右侧降压神经,然后分离右侧颈迷走神经、交感神经和颈总动脉。每根神经、血管下穿一条丝

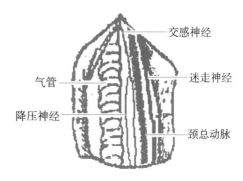

**图 5 - 10 兔颈部神经、血管解剖位置示意图**

线备用。

4. **动脉插管** 分离左侧颈总动脉,行动脉插管术(详细步骤见第三章第五节"二、手术"),注意使动脉插管与动脉保持在同一直线上。释放动脉夹,同时打开三通阀,使动脉插管与压力换能器连通。

5. **实验装置的连接** 按图5-11连接实验装置,信号由通道1输入。调节好压力放大器的位移和增益,D/A-1的输出接刺激电极。

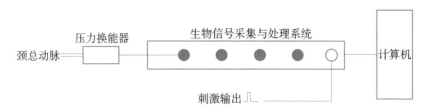

**图5-11 实验7仪器连接示意图**

6. **运行实验软件** 选择相关实验项目,调节参数使血压信号便于观察。

7. **观察神经对血压和心率变化的调节**

(1) 用动脉夹夹闭右侧颈总动脉,阻断血流10～15 s,观察血压和心率的变化,见到明显变化即可结束本项,释放动脉夹,并等待信号恢复或稳定。

(2) 将右侧降压神经置于保护电极上,以适当强度重复刺激,可根据具体情况改变刺激参数,输出刺激脉冲刺激,观察血压和心率的变化。

(3) 刺激右颈迷走神经,观察血压和心率的变化。

8. **给药顺序** 观察不同药物对血压和心率的影响,按以下顺序从耳缘静脉给药。

(1) 生理盐水 0.1 ml/kg。

(2) 阿托品 1:100,0.1 ml/kg。

(3) 肾上腺素 1:10 000,0.1 ml/kg。

(4) 去甲肾上腺素 1:10 000,0.1 ml/kg。

(5) 异丙肾上腺素 1:10 000,0.1 ml/kg。

(6) 酚妥拉明 1:1 000,0.4 ml/kg。注意是否出现血压下降、心率加速、呼吸及四肢运动兴奋现象。接着再重复(4),观察血压变化与前者有何不同。

(7) 普萘洛尔 1:1 000,1 ml/kg,注射速度应缓慢,防止心脏受抑制。3 min后再重复(5),观察血压变化与前者有何不同。

## 六、讨论与思考

(1) 肾上腺素、去甲肾上腺素、异丙肾上腺素等药对血压、心率有何作用? 作用原理是什么?

(2) 应用酚妥拉明后分别应用肾上腺素、去甲肾上腺素和异丙肾上腺素,血压反应有何变化?

（3）应用普萘洛尔后再分别应用肾上腺素、去甲肾上腺素和异丙肾上腺素,血压、心率又有何变化? 为什么?

## 实验 8 离子、药物等因素对离体蛙心活动的影响

### 一、实验目的
学习斯氏(Straub)离体蛙心灌流法,观察内环境中某些因素和药物对心脏收缩的影响。

### 二、实验原理
心脏具有自律性,作为蛙心起搏点的静脉窦能按一定节律自动产生兴奋。离体蛙心在任氏液灌流的情况下可以较持久地维持其生理特性。人为改变任氏液中的离子成分,或者加入某些药物,能明显地影响心脏的活动。

### 三、实验动物
牛蛙。

### 四、药品与器材
任氏液、0.65％氯化钠溶液、3％氯化钙溶液、1％氯化钾溶液、1:1万肾上腺素溶液、1:10万乙酰胆碱溶液、3％乳酸溶液、2.5％碳酸氢钠溶液;蛙类手术器械、蛙心插管、铁支架、蛙心夹、张力换能器、生物信号采集与处理系统。

### 五、实验步骤
1. **离体蛙心制备**
（1）暴露心脏:毁损牛蛙脑和脊髓(详见实验1),将其仰卧位保定在蛙板上。用镊子提起胸骨后端腹部的皮肤,用剪刀剪一小口,然后由切口将剪刀伸入皮下,向左右两侧锁骨外侧方向剪开皮肤,并向头端掀开皮肤。用镊子提起胸骨后端的腹肌,在腹肌上剪一小口,将手术剪伸入胸腔内,紧贴胸壁,沿皮肤切口方向剪开肌肉,再用剪刀剪断左右乌喙骨和锁骨,使创口呈一个倒三角形。用眼科镊提起心包膜,并用眼科剪将心包膜剪开,暴露心脏。

（2）观察心脏的解剖:在腹面可以看到一个心室,其上方有两个心房。心室右上角连着一个动脉干,动脉干根部膨大称为动脉圆锥,也称主动脉球。动脉向上分成左右两支。用玻璃分针从动脉干背面穿过,将心脏翻向头侧。在心脏背面两心房下端可看到颜色较紫红的膨大部分,为静脉窦。静脉窦是两栖动物心搏的起搏部位,它与后腔静脉相连。静脉窦与心房的交界处称窦房沟,而心房与心室的交界处称房室沟(图5-12)。

（3）心脏插管:先用丝线分别结扎右主动脉、左右肺静脉、前后腔静脉,也可在心脏的下方绕一丝线,将上述血管一起结扎,但一起结扎时须特别小心,切勿损伤静脉窦而引起心脏停搏。所以结扎时,应用蛙心夹于心舒期夹住心尖,手提蛙心夹上连线将心脏轻轻提起,看

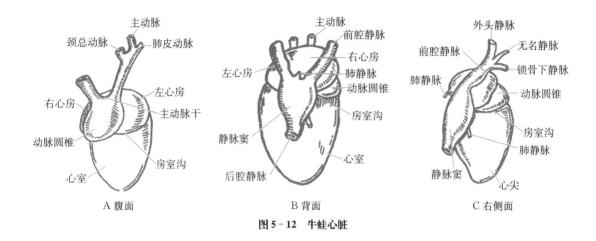

图 5 - 12　牛蛙心脏

清楚后再结扎。然后准备插管。在左主动脉下穿一丝线,打一松结,用眼科剪在左主动脉上向心剪一小斜口,让心腔内的血尽可能流出(以免插管后血液凝固)。用任氏液将流出的血冲洗干净后,把装有任氏液的蛙心插管插入左主动脉,插至主动脉球后稍稍退出,再将插管沿主动脉球后壁向心室中央方向插入,经主动脉瓣插入心室腔内。当插管内的液面随心搏上下移动时,说明插管已插入心室腔内。将预先打好的松结扎紧,并将线保定在插管壁上的玻璃小钩上。用滴管吸去插管中的液体,更换新鲜的任氏液,小心提起插管和心脏,看清在上述血管结扎线处的下方剪去血管和所有牵连的组织,将心脏摘出。

(4) 备注说明:心脏插管传统从左主动脉插入,因为传统选用的实验动物为蟾蜍,心脏较小,主动脉较细,因此,选用较粗的左侧主动脉插管,便于操作。如选用牛蛙,则左右两侧均可。相比而言,左侧主动脉和主动脉球及心室之间存在较大的夹角,插管时需调整角度,即上述插至主动脉球后稍稍退出,再改变角度,方可插入心室。而从右侧插管,基本上主动脉、动脉球及心室在一条直线,尤其对新手而言技术要求更低,成功率更高。

静脉,包括左右肺静脉和前后腔静脉,是否需要结扎,也可视具体而定。由于斯氏离体蛙心灌流法属于逆向灌流,即和心室泵血方向相反,从主动脉插入蛙心插管,因此,如果房室间瓣膜无严重损坏,实际无需结扎静脉,灌流液也不会逆向从剪断的静脉开口漏出。结扎静脉的优点在于:①结扎静脉窦下方,便于摘出心脏时判断后腔静脉的断点,避免损伤静脉窦;②即使插管过程中心脏有所损伤,灌流液不易漏出;③插管时静脉结扎后,心腔内血液量少,不容易凝血堵塞插管口。而缺点在于:①增加操作步骤,对新手难度增大;②如插管不能及时完成,心脏处于缺血状态,易产生损伤甚至导致心脏死亡;③如插管不能快速完成,心脏处于封闭状态,心腔内血液凝固后容易产生血凝块,堵塞插管口。

2. **连接张力换能器**　把蛙心插管固定在铁支架上,通过夹住心尖的蛙心夹及其连线,将心脏的舒缩活动所产生的张力变化传递给张力换能器。连线应保持垂直、松紧适当。张力换能器钩挂端应稍稍向下倾斜,以免液体进入换能器引起短路。实验装置连接如图 5 - 13所示。

3. **运行实验软件**　选择张力测定。调节 X 轴和 Y 轴量程,使信号幅度适中。

### 六、实验观察项目

（1）描记正常心搏曲线。

（2）将插管内任氏液全部吸出，换 0.65％氯化钠溶液，描记心搏曲
线，当曲线出现变化后即换新鲜任氏液使其恢复。

（3）加入 3％氯化钙溶液 1～2 滴，观察、换液同前。

（4）加入 1％氯化钾溶液 1～2 滴，观察、换液同前。

（5）加入 1∶10 000 肾上腺素溶液 1～2 滴，观察、换液同前。

（6）加入 1∶100 000 乙酰胆碱溶液 1～2 滴，观察、换液同前。

（7）加入 3％乳酸溶液 1～2 滴，观察心搏变化，然后加入 2.5％碳
酸氢钠溶液 1～2 滴，观察其恢复过程，然后换液。

（8）将插管内的任氏液全部换上 40℃的任氏液，观察心搏曲线的
变化，然后换室温任氏液待心搏曲线恢复。

（9）将插管内的任氏液全部换上 4℃的任氏液，观察、换液同前。

（10）改变插管内液面的高度，观察记录同前。

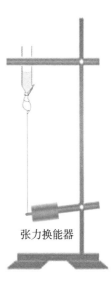

张力换能器

图 5 - 13　实验 8 实
验装置示意图

### 七、注意事项

（1）心室插管时注意方向，以免戳穿心壁；摘出心脏时，勿损伤静脉窦。

（2）每个实验观察的前、后都应有对照记录。

（3）各种药液滴管要专用，不可混淆。每次加液的量不可过多，见到张力曲线明显变化
即可。加液后，可用滴管适当吹吸混匀。

（4）除最后一项外，都要求插管内的液面保持相同的高度。

（5）张力换能器钩挂端应稍稍向下倾斜，以免液体进入换能器。

（6）随时用任氏液润湿蛙心。

### 八、讨论与思考

（1）用 0.65％氯化钠溶液灌注蛙心时，心跳有何变化？为什么？

（2）高 $Ca^{2+}$ 任氏液与肾上腺素引起蛙心活动变化有何异同点？为什么？

（3）为什么实验中除最后一项外，都要求插管内的液面保持相同的高度？

实验 9　心肌兴奋性的变化及蛙心起搏点的确定

### 一、实验目的

学习记录在体牛蛙心脏活动的描记方法，并通过观察记录期前收缩和代偿间歇，了解心
肌兴奋性的特征；通过改变心脏不同部位的温度和结扎阻断窦-房或房-室兴奋传导，观察蛙
心起搏点和心脏不同部位自律性的高低。

## 二、实验原理

两栖动物心脏的起搏点位于静脉窦,此处的自动节律最高,心房和心室的细胞虽然也有自动节律性,但比较低,正常情况下服从静脉窦的节律。如果高位兴奋下传的途径受阻,则低位心肌细胞的自动节律性也能引起心脏的搏动。心肌的另一特性是其有效不应期特别长,约相当于心动周期的整个收缩期和舒张早期,在此期内给心肌以任何刺激,都不会引起反应;而在其后的相对不应期(约相当于心脏的舒张中期)给心肌一次阈上刺激,便可以在正常节律性兴奋到达心室之前,引起一次扩布性的兴奋和收缩,即期前收缩。而正常的节律性兴奋到达时,心肌正好处于期前收缩的有效不应期内,因此,心室不发生反应,须待静脉窦传来下次兴奋才能发生反应,所以,在期前收缩之后就会出现一个较长的舒张间歇期,即代偿间歇。

## 二、实验动物

牛蛙。

## 三、实验药品与器材

任氏液;蛙类手术器械、张力换能器、刺激器、蛙心夹。

## 四、实验步骤

(1)毁损脑与脊髓及暴露心脏(同实验 1 和 8)。

(2)用蛙心夹于舒张期夹住心尖,该蛙心夹通过一根细丝线与张力换能器的金属弹片相连,将心脏机械活动转换为电信号输入到生物信号采集与处理系统(图 5-14)。

(3)运行实验软件系统,选择相应电脑实验程序。

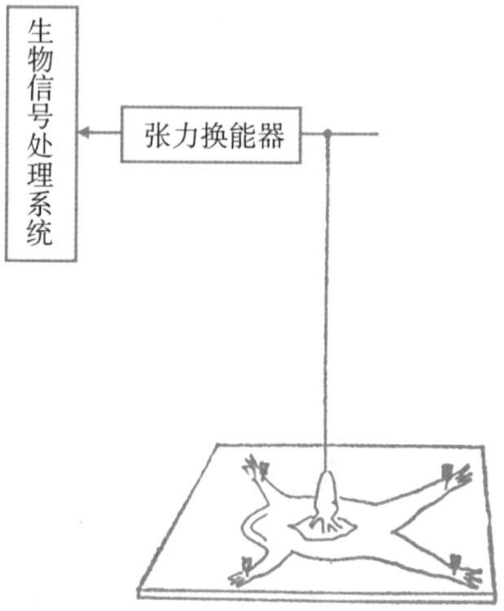

## 五、实验观察项目

### 1. 期前收缩和代偿间歇

(1)描记正常心搏曲线,测算心动周期时程,分清曲线的收缩相和舒张相。

图 5-14 实验 9 实验装置示意图

(2)选择一适当的刺激强度(约 5 V,1 ms),分别在心室收缩期和舒张早期、中期、晚期对心室施加同样的电刺激,注意观察是否引起期前收缩和代偿间歇。

(3)增加刺激强度,在心缩期给予心肌一次刺激,观察心肌曲线是否发生变化。

### 2. 蛙心起搏点

(1)观察心脏的解剖(同实验 8)。

(2)用眼科镊在主动脉干下穿一线备用,用玻璃分针将心尖翻向头端,暴露心脏背面,然后将预先穿入的线沿着半月形白色条纹的近心房侧迅速结扎,以阻断静脉窦和心房之间的传导,此为斯氏(Stannius)第一结扎。观察静脉窦、心房、心室的搏动情况。经过一段时间后,再记录心房、心室的搏动情况。

(3) 在心房和心室的交界处(房室沟)作第二次结扎,即斯氏第二结扎,观察心房、心室的搏动。经过一段时间后,再记录心室搏动。

### 六、实验注意事项

(1) 实验过程中经常用任氏液湿润心脏,以防干燥。
(2) 连接蛙心夹和张力换能器的线要垂直,且紧张度适当。
(3) 每刺激一次心室后,要让心脏恢复正常搏动后,再行下一次刺激。
(4) 结扎后若心房和心室停跳时间过长,可给心房和心室一机械刺激,或加温处理,促进心房、心室恢复跳动。

### 七、讨论与思考

(1) 代偿间歇是怎样产生的? 期前收缩后一定出现代偿间歇吗? 为什么?
(2) 2 次斯氏结扎后,静脉窦、心房、心室的搏动频率有何不同? 原因是什么?

### 实验 10　药物对哇巴因诱发豚鼠心律失常的保护作用

#### 一、实验目的
学习用哇巴因诱发豚鼠心律失常的方法,观察利多卡因对此种心律失常的保护作用。

#### 二、实验原理
哇巴因是广泛应用于实验室的强心苷类的标准工具药,又名毒毛花苷 G,是从夹竹桃科植物多毒毛旋花种子中提取的强心苷。它能抑制浦肯野纤维上的 $Na^+-K^+-ATP$ 酶,使细胞内 $Na^+$、$Ca^{2+}$ 大量增加,$K^+$ 明显减少,促进细胞膜去极化,使心室肌自律性提高,同时对窦房结自律性有抑制作用,因此易引起室性心动过速或心室颤动。用此种模型筛试抗心律失常药时通常将供试品预先给予实验动物,再静脉注射哇巴因,以心律失常出现时间的延迟或动物对哇巴因耐量的增加作为有效指标。

#### 三、实验动物
豚鼠(300~400 g)。

#### 四、实验药品与器材
20%氨基甲酸乙酯溶液、0.01%哇巴因溶液、0.5%利多卡因溶液、生理盐水;哺乳动物手术器械一套、蠕动泵、头皮针、注射器、生物信号采集与处理系统。

### 五、实验步骤

(1) 取豚鼠2只,编号,称重。两鼠均用20%氨基甲酸乙酯1.2 g/kg腹腔注射麻醉,仰卧位保定在手术台上。

(2) 分离颈外静脉,插入带有三通阀的头皮静脉注射针头,三通阀的输入口,一个连接蠕动泵的输出端,供泵注哇巴因使用,另一个可接注射器,供注射利多卡因或生理盐水。

(3) 手术完毕,按图5-15连接实验装置,将连接生物信号采集与处理系统的针形电极插入四肢皮下(注意勿插入肌肉中),记录Ⅱ导联心电图(左后肢+,右前肢-,右后肢接地,详细步骤见第三章第五节"三、心电图描记")。运行实验软件,选择"心律失常及其药物治疗"实验项目。调整参数使信号显示适度。观察、记录正常心电信号。关注P波和QRS波的时程、幅值以及形状。

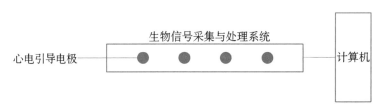

**图5-15 实验10仪器连接示意图**

(4) 实验组豚鼠静脉注射0.5%利多卡因5 mg/kg,对照组豚鼠静脉注射生理盐水0.1 ml/100 g。两鼠给药10 min后,以50 μg/min速度恒速灌注哇巴因(注意:灌注开始立即标记,同时记录哇巴因初始容积),密切观察上述心电图指标的变化,描记出室性期前收缩及心室颤动的心电图变化。持续灌注和信号记录至豚鼠出现严重心律失常,直至死亡。注意观察心电图从轻度室性心律失常(单个的室性期前收缩、三联律、二联律等)发展至严重室性心律失常(成对出现的室性期前收缩、连续的室性心律、心室扑动、心室颤动)的变化。保存记录到的信号后,寻找第一个室性期前收缩出现的时间点,并比较两组豚鼠诱发心律失常所需的时间,计算第一个室性期前收缩出现时所用哇巴因的剂量。

### 六、实验结果记录

实验结果记录如表5-4所示。

**表5-4 利多卡因对哇巴因诱发豚鼠心律失常的保护作用**

| 组别 | 体重 | 用药情况 | | 诱发心律失常 | |
| --- | --- | --- | --- | --- | --- |
| | | 药物 | 剂量 | 时间 | 用量 |
| 甲 | | | | | |
| 乙 | | | | | |

### 七、讨论与思考

(1) 哇巴因对豚鼠心电图各项指标有何影响?

(2) 利多卡因对哇巴因所致的心律失常有何影响?

## 实验 11　在体兔心脏生理性调节及离子、药物的作用

### 一、实验目的

(1) 学习家兔开胸和心脏暴露方法,初步掌握开胸后家兔在体心脏活动[心肌收缩力、心率、心电图(electrocardiogram,ECG)]的观察和描记方法。

(2) 观察氯化钙对心肌收缩力、心率、ECG 的影响。

(3) 观察强心苷(毒毛花苷 K,简称毒 K)对上述指标的影响。

### 二、实验原理

钙离子是心肌兴奋-收缩偶联的关键物质,心肌钙离子通道是一种电压门控通道,受细胞膜内外的电压差调控。强心苷能选择性与心肌细胞膜的强心苷受体结合,增加兴奋时心肌细胞内 $Ca^{2+}$ 含量。本实验通过开胸,剪开心包膜,在体记录心肌收缩力、心率的变化。

### 三、实验动物

家兔(2.7 kg 以上)。

### 四、实验药品与器材

1.5% 戊巴比妥钠或 20% 氨基甲酸乙酯溶液,生理盐水,0.08% 肝素溶液,3% 氯化钙溶液,毒 K;兔手术台,手术器械,咬骨钳,持针器,直、弯眼科剪,小拉钩(2 只),蛙心夹,手术缝针,注射器(2、5、10 ml),动脉夹,头皮针,烧杯,纱布,张力换能器,生物信号采集与处理系统,心电电极,动物呼吸机。

### 五、实验步骤

(1) 仪器连接如图 5-16 所示。

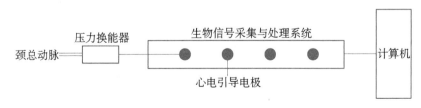

**图 5-16　实验 11 仪器连接示意图**

(2) 取较大(2.7 kg 以上)家兔一只,用 1.5% 戊巴比妥钠溶液按 30 mg/kg(或 20% 氨基

甲酸乙酯溶液,750～1 000 mg/kg),从耳缘静脉缓慢注射,待全身麻醉后,把家兔仰卧保定于手术台上,行气管插管术。Y形插管的两端分别接乳胶或硅胶管,一侧连接呼吸机并调节好呼吸机的各项参数,另一侧待呼吸机正常工作后夹闭。

(3) 剪去胸部被毛并沿胸骨中线自胸锁关节水平线至剑突上切开皮肤,暴露胸骨及肋软骨部位,小心分离肋间肌,结扎并剪断,沿胸骨的左缘剪断1～3肋软骨,撑开胸腔切口,即见心包及搏动的心脏。开胸后检查呼吸机工作是否正常,以确保呼吸正常、畅通。

用眼科剪剪开心包前部,使可清楚地看到心脏前部的结构,随时注意保持心脏湿润和保温。在心脏适度暴露后,即可进行直接描记。用蛙心夹夹住心尖搏动明显处,以线连接张力换能器,观察并记录心收缩力、心率。此外,针型心电电极插入四肢皮下,以记录Ⅱ导联心电图曲线。

(4) 运行实验软件,使用两个信号通道分别记录心电图和血压信号曲线。

(5) 分离一侧股静脉,插管或以头皮针开放静脉通路。

(6) 描记正常心肌收缩力、心率、ECG曲线。由股静脉分次注入生理盐水1 ml、氯化钙溶液(3%)0.5 ml/kg、毒K 1 mg,分别观察不同影响。每次给药前先记录正常心收缩力、心率及ECG作为前对照,随后给药,记录药物作用最明显时的心收缩力、心率及ECG,等待一段时间使各信号恢复正常或稳定,待前面一个药物作用完全消失后,再给下一个药物。

## 六、注意事项

(1) 心脏张力曲线描记时,注意丝线张力适中,不可影响心脏的自然搏动,同时尽量避免干扰家兔的呼吸。

(2) 给予氯化钙溶液后必须观察一段时间,再给毒K。

## 七、讨论与思考

根据实验结果详细分析毒K的作用机制。

## 实验12　家兔失血性休克

### 一、实验目的

了解失血性休克动物模型的复制方法,以血压为监测指标,通过急速、多次放血建立家兔失血性休克模型;观察失血前后及扩容和使用血管活性药物前后,血压、微循环、心率、呼吸频率等主要体征及血流动力学的变化,探讨失血性休克的发病机理、病理生理过程及相关治疗措施的作用机制。

### 二、实验原理

根据微循环学说,休克定义为各种原因引起有效循环血量减少,微循环灌流障碍,引起重要生命器官血液灌注不足,从而导致细胞功能紊乱的全身性病理过程。休克的病因有多种,本实验采用颈动脉放血的方法,直接减少有效循环血量,复制低血容量性休克模型。由于放血一定程度后可使循环血量不足,静脉回心血量减少,血压下降,通过压力感受器反射,引起交感神经兴奋,外周血管收缩,组织灌流量急剧减少,导致失血性休克。通过输液,补充血容量,抢救休克,同时使用不同血管活性药物,比较其疗效,分析它们在失血性休克治疗中的作用。

### 三、实验动物

家兔。

### 四、药品与器材

1.5%戊巴比妥钠溶液(或20%氨基甲酸乙酯溶液),0.08%肝素溶液,3.8%枸橼酸钠溶液,生理盐水,治疗用药品(1:10 000 去甲肾上腺素溶液);手术器械一套,兔手术台,动脉夹,三通阀,气管插管,颈动脉插管,生物信号采集处理系统,肠系膜微循环观察装置,50、20、5、2、1 ml 注射器各一副,针头,结扎线,纱布等。

### 五、实验步骤

1. **麻醉、保定和备皮** 取 2.5～3.0 kg 家兔一只,称重后从耳缘静脉慢速注射 1.5%戊巴比妥钠溶液 30 mg/kg 或 20%氨基甲酸乙酯 750～1 000 mg/kg 行全身麻醉。仰卧保定于兔手术台,剪去颈、腹部及一侧腹股沟兔毛。

2. **手术**

(1) 气管插管术:详细步骤见第三章第五节"二、手术"。

(2) 颈动脉插管术:详细步骤见第三章第五节"二、手术",插入的动脉导管通过三通阀连接压力换能器,后者连接于生物信号采集处理系统(仪器连接如图 5－17 所示),显示收缩压、舒张压、平均压和心率。

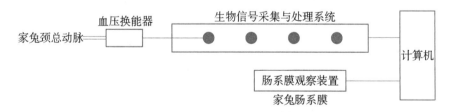

**图 5－17 实验 12 仪器连接示意图**

(3) 股动脉插管:选择颈动脉插管同侧后腿,沿股动脉走向平行作一长约 4 cm 的皮肤切口,切开皮肤后即可见行走于筋膜下的股动脉鞘,钝性分离股动脉,然后向心方向行股动脉插管用于放血(方法同颈总动脉插管)。

(4) 肠系膜微循环观察术:于耻骨联合上缘至剑突连线的中点,上下各旁开 2.5～3 cm 处作一腹部皮肤正中切口,再沿腹白线剪开腹肌,打开腹腔,找出阑尾,移出与阑尾通过筋膜相连的一段回肠,此处肠系膜长、脂肪少,便于观察。将肠系膜平铺于灌流盒中的载物台上(事先在灌流盒中倒入 39℃的生理盐水,水量以漫过载物台为度,接通恒温灌流装置,灌流盒夹层中循环水的温度恒定在 39℃),盖上灌流盒盖,打开光源,打开实验软件中视频观察窗,调节显微镜焦距和视野,找到一个既有动脉又有静脉的清晰视野,如有动-静脉吻合支则更好。

3. 全身肝素化　手术完成后,经耳缘静脉注射 0.08%肝素溶液 3 ml/kg,以防止造模过程中放血不畅。

### 六、实验观察项目

(1) 观察正常指标:手术完成后,待家兔平均动脉血压稳定于 100 mmHg(13.3 kPa)左右,即可进行下列各项指标的观察。

1) 血压:记录并保存正常血压曲线,记录收缩压、舒张压和平均动脉压。

2) 肠系膜微循环:选定最佳的观察部位和血管(同一视野中有动脉、静脉,动-静脉吻合支和毛细血管)进行肠系膜微循环观察。

流态:按照微血管内血液流动的形态区分为①0 级线(带)状,能看到血液在流动,但不易看清血细胞的形态;②Ⅰ级粒(絮)状,能清楚地看到血细胞的形态;③Ⅱ级淤滞,血细胞停止不动或来回摆动。

流速:可根据所使用的实验软件提供的测速功能测量血液流速。

管径:选择血管边缘清晰、管径大小合适的部位,用实验软件提供的测距功能测量管径粗细(观察流态和流速可选择较细的毛细血管,观察管径可选择较粗的小动脉或微动脉)。

3) 血管周围情况:血管边缘是否清晰,有无血细胞渗出。

4) 呼吸频率及幅度(观察家兔胸腹部的起伏情况)。

5) 一般情况观察:皮肤黏膜色泽、肛温、心率(可使用实验软件对血压曲线的心率计算功能测定心率)等。

(2) 实验性失血性休克模型(股动脉放血):用 50 ml 注射器,预先抽入 3.8%枸橼酸钠溶液 1.5~2 ml,然后通过股动脉导管急速、反复多次放血,待血压明显下降后暂停放血;放血暂停后血压会逐渐回升,此时可再次放血,使血压再度明显下降。经过 3~4 次放血,使血压维持在 40 mmHg(5.3 kPa)左右。如血压过低可回输一些血液,一般总放血量为全血量的 30%~40%。

(3) 每次放血操作的前后,均需观察上述各项指标,并作记录(注意在实验软件中同步做好标记)。

(4) 实验性治疗:分为两组,一组用去甲肾上腺素(1:10 000, 0.1 ml/kg, iv)进行处理,另一组回输血液(注意血液必须保持干净,如输血未达到治疗效果可补充生理盐水)进行治疗,比较两种处理的效果。学生也可根据所学的药理和病理生理学知识,自行设计治疗方案(所用药品和器材应于课前通知实验室准备)。

(5) 在治疗前后重复观察和记录上述各项指标。

### 七、注意事项

（1）插管的颈动脉与股动脉最好在同一侧，以利于后面实验操作。

（2）动脉插管时应注意区分动、静脉，动脉较细，色淡红或鲜红，有搏动。

（3）股动脉放血时要防止动脉插管滑脱。

（4）手术操作时应动作轻柔，取出小肠时应减少牵拉和对肠袢的刺激，以免引起反射性血压下降。

（5）观察时应取肠系膜较长、脂肪较少的回盲部肠袢，以免系膜牵拉过度影响血流。同时应做好肠袢的保温。

（6）每次放血后及时用肝素溶液或生理盐水驱尽导管内血液，以防凝血。

### 八、讨论与思考

（1）所记录的平均动脉血压变化呈何形态？试述其形成的病理生理机制。

（2）实验中观察到失血前后的肠系膜微循环有何变化？试述其发生的病理生理机制。

（3）实验性治疗后是否达到预期效果？你认为用哪种方法更合适？为什么？

## 实验 13　家兔高钾血症

### 一、实验目的

（1）学习家兔高钾血症模型的复制方法。

（2）观察家兔高钾血症时心电图的变化。

（3）了解高钾血症的抢救措施。

（4）通过对实验结果的观察和分析，加深理解高血钾对心脏电生理的影响。

### 二、实验原理

血钾浓度升高可对心肌细胞产生影响，改变心肌细胞的电生理活动，引发多种心律失常，尤其是心室纤颤和心搏骤停可致死。本实验通过静脉输入氯化钾溶液，复制家兔高钾血症模型，诱发心律失常。给予葡萄糖酸钙溶液可在一定程度上纠正高钾引起的心电图改变，对高钾血症引起的心律失常有一定解救作用。

### 三、实验动物

家兔（2～2.5 kg）。

### 四、实验药品与器材

1.5%戊巴比妥钠或 20%氨基甲酸乙酯溶液，4%氯化钾溶液，10%葡萄糖酸钙溶液；兔手术台，手术器械一套，20、10、5 ml 注射器，50 $\mu$l 和 5 ml 移液器，10 ml 试管 4 支，头皮针，输液装置或蠕动泵，动脉插管，火焰光度计或电解质分析仪，生物信号采集与处理系统，针型心电电极。

### 五、实验步骤

1. **称重、麻醉和保定动物**　家兔称重后,用 1.5% 戊巴比妥钠 30 mg/kg 或 20% 氨基甲酸乙酯溶液 1 g/kg 从耳缘静脉缓慢注入。待麻醉后仰卧位保定。

2. **气管、颈动脉插管**　颈前部剪毛,颈前正中垂直切口,分离出一侧颈总动脉,作气管插管及颈动脉插管,分别结扎保定(详细步骤见第三章第五节"二、手术")。

3. **采血并制备血清**　由颈动脉插管放血约 2 ml 至离心管中,编号,静置片刻使其凝固(天冷可置于 37℃ 水浴或恒温箱中促其凝固),待离心制备血清。

4. **仪器连接**　同实验 10。

5. **心电图描记**　描记一段正常Ⅱ导联心电图。详细步骤见第三章第五节"三、心电图描记"和实验 10。

6. **复制高钾血症模型**

(1) 滴注氯化钾溶液:用 4% 氯化钾溶液从耳缘静脉滴注,滴速控制在 1.5～1.8 ml/min(约 50～60 滴/分钟,可采用蠕动泵进行恒速注射),同时做好随时推注葡萄糖酸钙溶液的准备(以防意外)。观察心电图的变化,出现 P 波低平增宽、QRS 波群压低变宽和 T 波高尖后,停止滴注氯化钾溶液。按实验步骤 3 方法采集第二次血标本,静置待其凝固后离心。

(2) 严重心律失常及其抢救:恢复窦性心律后,静脉推注 4% 氯化钾溶液 2 ml,监测心电图的变化。出现心室颤动或心室扑动时,立即停止推注氯化钾溶液,改为 10% 葡萄糖酸钙溶液静脉推注。如恢复窦性心律则表明抢救成功。按实验步骤 3 方法采集第三次血标本,静置待其凝固后离心。

(3) 致死作用观察:打开家兔胸腔(方法见实验 11),看到心脏搏动后,迅速静脉推注 4% 氯化钾溶液(约 10 ml/kg),观察心搏变化直至停搏(看清心脏停止在收缩期还是舒张期)。用注射器从心脏抽血,如血液不凝固,则直接离心取上清液测 $K^+$ 含量。

7. **血清钾浓度测定**　将所得的 4 支凝固血样离心管平衡,3 000 r/min,离心 10 min。各取上层血清 50 μl,以 4.95 ml 蒸馏水稀释 100 倍于试管中,充分混匀(可用振荡器),以火焰光度计或电解质分析仪检测血清钾浓度。

### 六、注意事项

(1) 注意静脉滴注氯化钾溶液的速度,防止速度过快,导致动物突发心室颤动而死亡。

(2) 滴注氯化钾时可先用生理盐水进行静脉预注射,以确认静脉通路通畅,并调节好滴速,再换氯化钾滴注。

(3) 动物对氯化钾的耐受性有个体差异,故在滴注过程中应密切观察动物心电图改变,当出现严重心律失常时立刻终止滴注。

(4) 实验台上的液体要及时清除。导线避免纵横交错。

(5) 针型电极插入部位要对称,并且注意插在皮下,切勿插入肌肉中。

(6) 凝固的血液不可放置过久(尤其在温度较高的环境),血液凝固后可置于冰箱、冰上等较冷的环境中备用。

（7）在描记存储心电图曲线的过程中，注意及时标记所作的各种处理。

### 七、讨论与思考

（1）高钾血症对心脏的毒性作用是什么？

（2）本实验中可观察到哪些心电图改变？发生机制是什么？

（3）葡萄糖酸钙抢救高钾血症的理论根据是什么？还有其他的抢救方法吗？理论依据是什么？

## 实验 14　家兔实验性缺血-再灌注损伤

### 一、实验目的

通过关闭与开放家兔肠系膜上动脉的方法建立缺血-再灌注损伤模型，测定血清（或血浆）脂质过氧化物的代谢产物丙二醛（maleic dialdehyde，MDA）含量和自由基清除系统中的过氧化氢酶（catalase，CAT）活力，以此来反映机体自由基在缺血-再灌注中的作用，以加深对所学理论的理解。

### 二、实验原理

缺血可引起组织损伤，恢复血供是缓解组织损伤的有效措施。然而在某些情况下，恢复血供反会使损伤进一步加重，这就称为缺血-再灌注损伤。其主要发生机制为自由基作用、细胞钙超载、微血管损伤和白细胞作用等。

### 三、实验动物

家兔（2.0～2.5 kg）。

### 四、实验药品与器材

1.5%戊巴比妥钠溶液（或 20%氨基甲酸乙酯溶液）、1%普鲁卡因溶液、3.8%枸橼酸钠溶液、0.08%肝素溶液、0.9%氯化钠溶液、双蒸水、丙二醛测定试剂盒过氧化氢酶测定试剂盒；兔手术台、手术器械、手术灯、动脉夹 2 只、气管插管、动脉导管、恒温水浴箱、沸水锅、台式离心机、混匀器、分光光度计或酶标仪、10～15 ml 离心管 5 支、试管、滴管、移液器（20 $\mu$l、100 $\mu$l、5 ml）、纱布、棉花。

### 五、实验步骤

（1）取正常家兔，称重后用 1.5%戊巴比妥钠溶液 30 mg/kg，或 20%氨基甲酸乙酯溶液 750～1 000 mg/kg 经耳缘静脉缓慢注射，麻醉后仰卧保定，颈部及腹部剪毛。

（2）行气管插管术和颈动脉插管术（详见第三章第五节"二、手术"）。

（3）自剑突下 1.5 cm 起向下沿腹白线做长约 5 cm 切口，打开腹腔，用温盐水纱布将内脏轻轻推向腹腔右侧(也可在切口右侧腹部垫以温盐水纱布,将肠子暂时翻出置于其上),在看到腹膜后的脊柱及左侧肾脏后,找到位于左肾右上方(离左肾约 1～2 cm)贴近脊柱左侧的呈淡黄色的左肾上腺(如黄豆般大),于左肾上腺右上方可见横向行走在肠系膜中的肠系膜上动脉(用手触摸有搏动感和绷紧感,用手指伸向肠系膜的另一面,在两面用手指捏住动脉,如有搏动感即可确认是肠系膜上动脉),用血管钳或玻璃分针小心剥离周围组织,穿线备用。

(4) 耳缘静脉注入 0.08％肝素溶液(3 ml/kg),作全身肝素化。

(5) 自颈总动脉取血 2 ml(用 3.8％枸橼酸钠按 1∶9 抗凝,反复颠倒混匀,供取血浆备用;如制备血清则不加抗凝剂,让其静置自然凝固)。

(6) 轻轻提起事先穿在肠系膜上动脉下的线段,用动脉夹夹闭血管,记录时间,将肠祥回纳腹腔,用止血钳夹闭腹壁切口,上面覆盖生理盐水纱布,以保温和防止水分蒸发。

(7) 分别于夹闭肠系膜上动脉 30 min 和 60 min 时各取血 2 ml(处理同实验步骤 5)。

(8) 夹闭 60 min 后松夹恢复血流,再于松夹起 30 min 和 60 min 时各取血 2 ml(处理同实验步骤 5)。

(9) 各血样品以 3 000～3 500 r/min,离心 10 min,取血浆(或血清)备用。

(10) 以试剂盒根据说明书,比色法测定过氧化氢酶活性和丙二醛含量。

## 六、注意事项

手术时避免出血,采血时不要将动脉夹移开,采血后立即夹闭。

## 七、讨论与思考

(1) 夹闭肠系膜上动脉后所测定指标发生了什么变化? 为什么?

(2) 你得到的实验结果是否理想? 如果不理想,其原因是什么?

## 实验 15　左心室内压分析

### 一、实验目的

学习心导管插管术及利用计算机进行左心室内压(left ventricular pressure,LVP)分析的方法。

### 二、实验原理

左心室内压的变化,能直接反映心泵功能的情况。左心室内压经计算机处理,求出心动周期中左心室内压的压力变化率(dp/dt)、心肌收缩成分缩短速度(Vpm, Vmax)及心力环面积等 19 项参数,通过对这些参数的综合分析,可用以评判左心室泵血功能。

### 三、实验动物

家兔。

### 四、药品与器材

20%氨基甲酸乙酯溶液、0.1%肝素溶液、1∶100 000 肾上腺素溶液、1∶100 000 去甲肾上腺素溶液、普萘洛尔;哺乳动物手术器械一套、生物信号采集与处理系统、1 m 长橡皮管一根。

### 五、实验步骤

(1) 动物称重、麻醉及气管插管等基本操作技术(见第三章第五节"二、手术")。

(2) 分离右侧颈总动脉鞘,游离出右侧颈总动脉长 3~5 cm,在该动脉下穿两根线,一根在尽可能靠近头端处将动脉结扎;另一根留作保定心导管用。用动脉夹在尽可能靠近心脏端处夹闭总动脉,然后用眼科剪刀在头端结扎处下约 0.3 cm 的动脉壁上剪一个半斜切口,准备插心导管用。

(3) 心导管与血压换能器相连,并用肝素溶液充灌心导管,排除心导管与血压换能器中的气泡,备用。

(4) 插入心导管:于家兔左胸前触摸到心尖搏动最明显处,测量此点到右侧颈总动脉切口的距离,并将该段距离标记在塑料导管上,以便掌握导管推进的最大深度。

将充满肝素溶液的心导管经右侧颈总动脉切口插入动脉腔内,直至动脉夹处,将备用线打一松结。然后用左手拇指和示指捏住动脉和插在里面的导管,右手慢慢放开动脉夹,如有血液由切口流出,可再次夹住动脉夹并将松结稍稍扣紧,再放开动脉夹。放开动脉夹后,立即将导管缓缓向动脉腔内推进。推进导管时,应根据动脉走向而改变推进的方向和力度,以防止导管刺破动脉壁而造成动物死亡。

插管时,速度应尽可能缓慢,用力应适度,当推进阻力较大时,可采用退退进进,不断改变方向的办法插入。插管时,应密切注视计算机屏幕上显示的血压波形,以判断导管所处的位置与状态。

根据心导管上的距离标记可估计导管离左心室的距离,一般情况下,当导管尖端进入主动脉瓣入口处时,有明显的抵触、抖动感,此时稍加用力,突然产生一个突破感时,即表示导管已进入左心室内,计算机屏幕上所显示的波形会有明显变化(舒张压下降到$-2$~1 mmHg)

用备用线结扎心导管,并将心导管保定于近旁活动度较小的组织上或气管插管上。

(5) 实验装置连接如图 5 - 18 所示。进入实验程序,选择相应的实验项目。

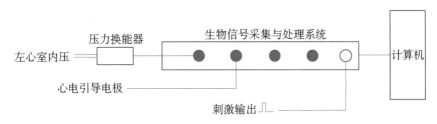

**图 5 - 18　实验 15 仪器连接示意图**

(6) 进入采样界面,通过对放大器参数进行设置,使信号显示适度。

(7) 信号采集和标记。心功能分析,一般实验软件均有相关自动分析功能,学会读取各种测量指标：

| | |
|---|---|
| HR | 心率 |
| CYCLE | 心动周期 |
| EDP | 舒张末期室内压 |
| Peak | 室内压最大值 |
| Peak time | 室内压最大值所在时间 |
| dp/dt max | 室内压上升段最大变化率 |
| dp/dt max time | 室内压上升段最大变化率所在时间 |
| $-$dp/dt max | 室内压下降段最大变化率 |
| $-$dp/dt max time | 室内压下降段最大变化率所在时间 |
| IP | 等容收缩期室内压 |
| dp/dt max/IP | 等容收缩期最大变化率与室内压之比 |
| Vce40 | 室内压为 40 mmHg(5.3 kPa)时的心肌纤维缩短速度 |
| V pm | 心肌纤维缩短速度最大值(生理值) |
| V max | 心肌纤维缩短速度最大值(理论值) |
| L0 | 心力环总面积 |
| L1~L4 | 心力环四部分面积 |

L0、L1~L4 的单位为 CFU，$1 CFU = 10\,000\ mmHg^2/s$。

图 5-19 为心肌力学分析主要参数的图解。

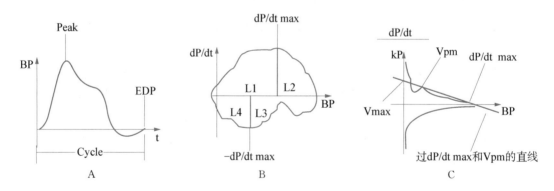

**图 5-19　心肌力学分析主要参数图解**

注：A. 心室内压信号的一个周期；B. 心力环；C. 心肌纤维缩短速度环。

## 六、观察项目

(1) 记录静息状态下家兔左心室压力曲线，并求得心泵功能的各项参数，作为前对照。

(2) 于耳缘静脉注入 1∶10\,000 肾上腺素溶液 0.2~0.5 ml，观察心泵功能变化。

(3) 静脉注射 1∶10\,000 去甲肾上腺素溶液 0.2~0.5 ml，观察心泵功能变化。

(4) 长管窒息时心泵功能变化。

（5）静脉注射普萘洛尔 0.3 ml 后,观察心泵功能的变化。

## 七、注意事项
观察项目之间需等待足够时间使信号恢复基本正常或稳定,每个干预产生的影响效应,均需要有前、后对照。

### 实验 16　急性右心衰竭

## 一、实验目的
（1）通过右心室前、后负荷的急剧过度增加,复制家兔急性右心衰竭动物模型。
（2）观察急性右心衰竭时血流动力学的主要改变以及心力衰竭的常见症状、体征。
（3）加深对急性右心衰竭发病机制及机体的代偿措施的理解。

## 二、实验原理
通过耳缘静脉注射液状石蜡(栓塞剂)致急性部分肺小血管栓塞,造成右心后负荷增加;通过大剂量快速静脉输液增加右心前负荷。由于右心前、后负荷的急剧过度增加,造成右心室收缩和舒张功能降低,而导致家兔急性右心衰竭。

## 三、实验动物
家兔(2.5 kg)。

## 四、药品与器材
1.5％戊巴比妥钠溶液(或 20％氨基甲酸乙酯溶液),1.0％普鲁卡因溶液,0.08％肝素溶液,液状石蜡,洛贝林(山梗菜碱);手术器械一套,1、5、10 ml 注射器,生物信号采集与处理系统,中心静脉压测量装置,输液装置,听诊器,秒表。

## 五、实验步骤
（1）家兔称重后,由耳缘静脉注入 1.5％戊巴比妥钠溶液 30 mg/kg,或 20％氨基甲酸乙酯溶液 750～1 000 mg/kg 麻醉,仰卧位保定于兔台上。
（2）颈部正中皮下注射 1.0％普鲁卡因局部麻醉,做颈部正中切口,按常规手术操作分离气管并插管后,游离出两侧颈外静脉和一侧颈总动脉。
（3）由耳缘静脉注入 0.08％肝素溶液 3 ml/kg,经右侧颈外静脉插入中心静脉压导管,测量中心静脉压(central venous pressure,CVP);经左侧颈外静脉插管连接输液装置;经颈总动脉插管连接生物信号采集与处理系统描记动脉血压(血压测定方法参见实验 7);于剑突部位皮下穿一大头针,用丝线将大头针与张力换能器连接,调节张力换能器高度,使丝线适度拉紧,家兔胸廓的运动由张力换能器换能后输入计算机记录,也可用记录膈肌放电的方法来描记呼吸。

(4) 手术操作完成后,稳定 5 min,观察指标:动脉血压、心率、心音强度、呼吸(并听诊胸背部有无水泡音)、中心静脉压、循环时间测定(自耳缘静脉快速注入 0.3% 洛贝林 1.0 ml,计由注入至出现呼吸变深变快的时间)、肝-中心静脉压反流试验(以压迫上腹 3 s 内测得中心静脉压上升的水柱厘米数表示)。

(5) 实验过程:

1) 实验前各项指标观察完毕后,即由耳缘静脉注入液状石蜡(0.5 ml/kg)。注射速度要慢,1~2 min 注完。注射时注意观察呼吸、血压(注射到血压下降至 70 mmHg 为度)和中心静脉压,当有一项指标出现明显变化时,即停止注入,并记录上述各项指标的变化。观察 10 min 后再次测量上述各项指标。

2) 待动物血压、呼吸稳定后,以每分钟 5 ml/kg 的输液速度(180~200 滴/分)快速输入生理盐水,输液量每增加 25 ml/kg(即每 5 min)测定上述各项指标一次,直至动物死亡。

3) 动物死亡后,挤压胸壁,观察气管内有无分泌物溢出,剖开胸、腹腔,观察有无腹水及其量、肠系膜血管充盈情况、肠壁有无水肿、肝脏体积和外观变化;观察心脏(右心)体积变化和有无胸水、肺脏外观及切面变化。最后剪破静脉,放出血液,注意肝脏和心脏体积变化。

## 六、注意事项

(1) 静脉导管的插入深度为 5~7 cm,在插管过程中如遇阻力,可将导管稍微退出,调整方向后再插,切忌硬插,以免刺破血管。插好后可见中心静脉压随呼吸明显波动。

(2) 用液状石蜡注射要事先将液状石蜡和注射器加热到 37℃,以降低液状石蜡黏稠度,使其在进入血液后易形成小栓子。

(3) 栓塞剂注入速度宜慢,出现血压明显降低时应立即停止注射,否则可导致动物肺梗死而立即死亡。

(4) 若输液量已超过 200 ml/kg,而各项指标变化仍不显著时,可再补充注入栓塞剂。

(5) 尸检时注意不要损伤胸、腹腔血管,以免影响对胸、腹水的观察。

## 七、讨论与思考

(1) 本实验中引起右心衰竭的机制是什么? 哪些指标变化是右心衰竭所致?

(2) 本实验动物存在哪些类型的缺氧? 其发生机制是什么?

(3) 实验动物是否发生了酸碱平衡紊乱、肺水肿和心源性休克? 如果是,其发生机制是什么?

(4) 循环时间测定和肝-中心静脉压反流实验说明了什么问题?

## 实验 17 豚鼠离体心室乳头肌动作电位的记录与药物作用的影响

### 一、实验目的

了解用玻璃微电极进行心室肌细胞内动作电位记录的基本方法,观察其动作电位的基本形态和电生理特性。

## 二、实验原理

心肌细胞跨膜电位的产生是不同离子跨膜转运的结果。静息状态下，心肌细胞膜两侧存在内负外正的电位差，即静息电位。在心肌细胞受到一定程度的刺激而兴奋时，膜电位发生一系列变化而产生动作电位。其形成机制与钠、钾、钙等离子的跨膜运动有关。将玻璃微电极插入细胞内，经微电极放大器可记录到心肌细胞的静息电位和动作电位。

## 三、实验动物

豚鼠。

## 四、实验药品与器材

台氏液（Tyrode's solution：NaCl 137 mmol/L、KCl 5.4 mmol/L、$CaCl_2$ 1.8 mmol/L、$MgCl_2$ 0.5 mmol/L、$NaHCO_3$ 23 mmol/L、$NaH_2PO_4$ 0.4 mmol/L、葡萄糖 10.0 mmol/L，pH 7.4）、混合气体（95% $O_2$+5% $CO_2$）、含有 2.5 mg/L 利多卡因的台氏液、含有 1 $\mu$mol/L 维拉帕米的台氏液、含有 1 $\mu$mol/L 多非利特的台氏液；生物信号采集与处理系统、屏蔽笼及防震试验台、微电极拉制仪、玻璃电极（尖端<0.5 $\mu$m，内充 3 mmol/L 氯化钾）、微电极放大器、微电极推进器、哺乳动物手术器械、心肌标本灌流装置、超级恒温槽。

## 五、实验步骤

### 1. 标本制备与灌流

（1）制备心室乳头肌标本：取体重约 500 g 的豚鼠，用木槌重击枕部致晕后，迅速开胸取出心脏，剪开右心室，取出一条乳头肌，放入盛有台氏液的心肌标本灌流槽内。用不锈钢针固定于灌流槽底部的硅胶垫上。

（2）灌流：以恒温（35℃）充氧的台氏液灌流标本，灌流速度约为 4～5 ml/min，稳定 30 min 后进行实验。

### 2. 玻璃微电极的制备

利用电极拉制仪拉制毛细玻璃微电极，电极尖端直径<0.5 $\mu$m，阻抗 10～30 MΩ，向内充入 3 mol/L 的氯化钾溶液，固定于微电极推进器上。铂丝电极一端插入玻璃电极内，一端与微电极放大器相连。

### 3. 仪器连接与参数设置

连接微电极放大器、生物信号采集与处理系统、刺激器等仪器。以波宽 1 ms、频率 1 Hz，刺激强度为 1.5 倍阈强度的方波驱动标本，待乳头肌收缩幅度减小后开始实验。微电极放大器调零点，增益置于 10 倍。信号采集选用同步输出触发扫描，DC 输入，增益和扫描速度根据实际波形调整。

### 4. 心肌细胞动作电位的引导和记录

（1）暂时关闭刺激器，通过微电极推进器将微电极插入标本灌流槽，电极接触灌流液面后，信号基线交流干扰明显减小，如有监听信号，可闻及明显变音，此时基线位置为零线。继续推进微电极，一旦电极尖端刺入细胞内，基线立刻下降，并稳定在-80～90 mV 水平，此即为静息电位。打开刺激器,以方波刺激标本,即可记录到动作电位。

(2) 分析静息电位(RP)、动作电位幅值(APA)、超射(OS)、0 期最大除极速率(Vmax)和动作电位时程(APD)。

**5. 药物作用的影响**

(1) 将灌流液更换为含有 2.5 mg/L 利多卡因的台氏液,观察心肌细胞动作电位的变化。

(2) 将灌流液更换为含有 1 μmol/L 维拉帕米的台氏液,观察心肌细胞动作电位的变化。

(3) 将灌流液更换为含有 1 μmol/L 多非利特的台氏液,观察心肌细胞动作电位的变化。

**六、注意事项**

(1) 微电极拉制的尖端直径和阻抗需严格按照参数要求。

(2) 灌流装置、标本灌流槽、灌流液以及所有通电仪器均应良好接地,减少干扰。

(3) 台氏液 pH 值、温度合适,并持续通入氧气,尤其在更换含有药物的台氏液时,需要更加注意。

**七、讨论与思考**

(1) 心室肌细胞静息电位和动作电位产生的机制是什么? 相应离子通道开放、关闭情况与动作电位各时程的特征有何对应关系?

(2) 心肌细胞动作电位和心电图有何关系及区别?

(3) 本实验所用 3 种药物对心肌动作电位有何影响,如何解释其作用机制?

## 实验 18　哺乳动物离体心脏 Langendorff 灌流实验

**一、实验目的**

掌握哺乳动物离体心脏灌流方法(Langendorff 灌流法)、离体心脏冠脉流量测定方法、离体心脏左室内压测定方法和离体心电图记录方法。观察肾上腺素、乙酰胆碱和垂体后叶素对心脏活动的影响。

**二、实验原理**

心脏从动物体内摘取之后,用有一定压力、温度并充氧的台氏液经主动脉根部灌流,灌流液经冠状动脉在主动脉根部的开口进入冠状血管营养心脏,以维持心脏的自主节律性活动。离体心脏 Langendorff 灌流法是一种逆向灌流方法,这种逆向灌流关闭了主动脉瓣,如同在体心脏处于舒张期一样,灌流液可经冠状血管分布至整个心脏后,经冠状静脉窦,流入右心房,然后由腔静脉口和肺动脉口流出,单位时间内的流出量即为冠状动脉流量(冠脉流量)。通过张力换能器可以记录心肌收缩能力,通过离体心电引导电极可以记录离体心电图。

### 三、实验动物

大鼠、豚鼠或家兔。

### 四、实验药品与器材

改良台氏液(Tyrode's solution：NaCl 140 mmol/L、KCl 5.4 mmol/L、CaCl$_2$ 1.8 mmol/L、MgCl$_2$ 1.0 mmol/L、HEPES 5.0 mmol/L、葡萄糖 10.0 mmol/L，pH 7.4)或克氏液(krebs' solution)、氧气[医用纯氧(100% O$_2$)或混合气体(95%O$_2$+5%CO$_2$)]、0.1 g/L 肾上腺素溶液、0.1 g/L 去甲肾上腺素溶液、0.1 g/L 乙酰胆碱溶液、10 U/ml 垂体后叶素；生物信号采集处理系统、心脏 Langendorff 灌流装置、超级恒温槽、张力换能器、压力换能器、离体心电引导电极、灌流液接收瓶、哺乳动物手术器械、量筒或计滴器。

### 五、实验步骤

**1. Langendorff 灌流装置的连接和准备**

(1) 将 Langendorff 灌流装置如图 5-20 搭建连接，调整灌流压力至 70~90 cmH$_2$O。根据使用不同的灌流装置，压力调整方法不尽相同：长灌流管型直接通过调整灌流液面到心脏的距离为 70~90 cm 即可，短灌流管型可调整灌流液贮瓶的高度，使灌流液贮瓶中的液面到心脏的垂直高度差为 70~90 cm，带有恒压功能的装置，可通过旋钮或面板进行灌流压力设置。排出灌流液中的气泡。

(2) 将氧气接至灌流管充气管，也可直接通入灌流液贮瓶，调节气泡大小，使灌流液中产生的气泡小而均匀且连续，避免灌流液面受气泡冲击而波动。

(3) 调节超级恒温槽，使灌流液温度恒定于 38℃。为保证离体心脏表面的温度和湿度，可在心脏外置一保温灌流槽，保温灌流槽一般用玻璃或有机玻璃制成，内部容积约 100 ml，槽底部有漏斗形开口，槽上方用盖子盖住可保持槽内温度恒定并有保湿功能。

**2. 离体心脏标本制备**

(1) 准备好手术器械，台氏液内充入氧气备用(根据操作习惯不同，台氏液温度可保持在 4℃左右，也可加热至 38℃)。

(2) 以木槌重击动物枕部致晕，大鼠也可用鼠铡断头迅速处死。将动物仰置于手术台上，迅速沿胸前壁正中剪开皮肤，剪断两侧肋骨，V 字形打开胸腔，左手以虚

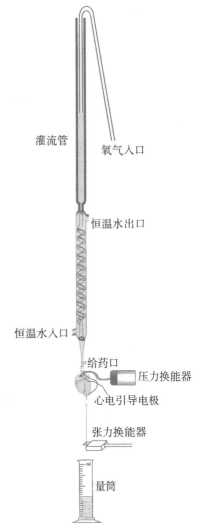

**图 5-20　离体心脏 Langendorff 灌流装置示意图**

灌流管
氧气入口
恒温水出口
恒温水入口
给药口
压力换能器
心电引导电极
张力换能器
量筒

拳包绕心脏,指尖捏住心脏根部,右手持剪刀迅速剪断腔静脉、主动脉及心脏周围组织,迅速将心脏连同主动脉根部取出。此过程中,注意不可损伤心脏,主动脉根部要留有足够的长度供插管使用。

(3) 取出的心脏立即至于预先准备好的充氧台氏液中,用手指轻柔按压心室,以利于心腔和冠状血管中残余血液排空,防止凝血堵塞。将事先抽取有含氧台氏液的注射器插入主动脉(根据主动脉管径大小可配有不同规格的注射头,注射头可用玻璃管拉制并用乳胶管连于注射器上),向主动脉根部快速注入台氏液,行冠状血管冲洗术,清除残余血液以免形成凝块堵塞血管。所有操作进行时,心脏应浸浴于台氏液中,以免空气进入形成栓塞。

(4) 将含有血液的台氏液弃去,更换新鲜干净的台氏液,剪开心包膜,并去除心脏周围附着的组织,包括肺、气管、结缔组织和脂肪等。此时,如使用 4℃ 冷台氏液,可见心脏停搏;如使用 38℃ 台氏液,可见心脏迅速搏动。

(5) 将动脉插管插入主动脉,用线结扎保定。插管进入主动脉不宜过深,以免损伤主动脉瓣或堵住冠状动脉开口。将连有心脏的动脉插管迅速移至 Langendorff 灌流装置的灌流管下方,保定,排出灌流管、动脉插管以及两者交界处的气泡。调节灌流压力至 $70 \sim 90 \, \text{cmH}_2\text{O}$。

3. 仪器连接

(1) 在左心房做一切口,插入带水囊的导管至左心室,导管连接压力换能器。水囊比左室容积稍大,以减少其在舒张期不扩张的特性。调整水囊中的液体量,使左心室舒张末期压力为 $10 \, \text{mmHg}$。张力换能器连于生物信号采集与处理系统,可记录左室内压。

(2) 在左室心尖部、右房和主动脉根部分别放置离体心电引导电极的正极、负极和接地电极,连于生物信号采集与处理系统,可记录离体心电图。

(3) 心尖部用带有丝线的蛙心夹夹住,丝线穿过保温灌流槽底部开口,调节保温灌流槽位置,将心脏套入其中,盖上盖板,保温保湿。

(4) 将丝线连于张力换能器,张力换能器连于生物信号采集与处理系统,调节丝线的张力和位置,可记录心肌收缩力变化。

(5) 在恒温灌流槽下方放置量筒,收集一定时间内流出的流出液,即为冠脉流量。也可用计滴器连于生物信号采集与处理系统进行记录。

4. 观察项目

(1) 记录正常情况下的冠脉流量(ml/min)和心脏活动作为对照。

(2) 在灌流液中加入 $0.1 \, \text{g/L}$ 的肾上腺素溶液 $0.5 \, \text{ml}$,观察冠脉流量和心脏活动的变化。

(3) 在灌流液中加入 $0.1 \, \text{g/L}$ 的去甲肾上腺素溶液 $0.5 \, \text{ml}$,观察冠脉流量和心脏活动的变化。

(4) 在灌流液中加入 $0.1 \, \text{g/L}$ 的乙酰胆碱溶液 $0.5 \, \text{ml}$,观察冠脉流量和心脏活动的变化。

(5) 在灌流液中加入 $10 \, \text{U/ml}$ 的垂体后叶素 $0.5 \, \text{ml}$,观察冠脉流量和心脏活动的变化。

六、注意事项

(1) 为了保证心脏和主动脉的完整,将心脏剪下时可适当扩大范围,肺和气管等组织可在后续步骤中修剪干净。

（2）如在标本制备过程中使用 4℃冷台氏液可致心脏停搏,恢复灌流温度后初始心率较慢并常伴有心律失常,需耐心等待至心律恢复正常。

（3）随着灌流时间延长,心脏会逐渐出现水肿、心率变慢和心律失常,一般灌流时间应＜2 小时。

### 七、讨论与思考

（1）在制备离体心脏标本时,选用 4℃和 38℃的台氏液有何区别,各有什么利弊?

（2）实验中使用的不同药物对心脏活动和冠脉流量有什么影响,为什么?

# 第三节　呼吸系统实验

## 实验 19　呼吸运动的调节及药物影响

### 一、实验目的

学习哺乳动物气管插管术和呼吸运动记录方法;观察吸入气中 $PO_2$、$PCO_2$、血液 pH 改变等化学性刺激、牵张反射以及药物等各种刺激对家兔呼吸运动的影响。

### 二、实验原理

呼吸(respiration)是机体与外界环境之间的气体交换过程。通过呼吸,机体从体外摄取 $O_2$,排出 $CO_2$。呼吸过程的一个重要环节是实现外界空气与肺之间的气体交换,即肺通气(pulmonary ventilation)。完成这样一个气体交换过程的原动力是呼吸肌的收缩、舒张所造成的胸廓的扩大与缩小,即呼吸运动(respiratory movement)。平静呼吸时,呼吸运动具有一定的自主节律及深度。呼吸运动的自主节律性起源于延髓及脑桥,当机体内、外环境条件变化时,由于体内调节机制的作用,呼吸运动将会做出相应的改变以适应机体代谢的需要。呼吸中枢可接受多种感受器的传入冲动,如化学感受性反射、肺牵张反射和呼吸肌本体感受性反射等,通过这些反射,影响呼吸运动。动脉血液中 $PO_2$ 降低、$PCO_2$ 增高和 pH 降低可通过化学感受性反射使呼吸运动加深加快;扩张肺时,对支气管和细支气管的机械性牵张刺激可通过肺扩张反射使吸气及时终止而向呼气转换;萎陷肺时可通过肺萎陷反射兴奋吸气。这两个反射弧的传入神经纤维都走行在迷走神经中。此外,呼吸兴奋、抑制药物可以通过不同途径影响呼吸运动。吗啡类药物是临床上常用的强力镇痛剂,它对延髓呼吸中枢有很强的抑制作用;尼可刹米是呼吸中枢兴奋剂,可以对抗吗啡对呼吸中枢的抑制作用。

本实验运用记录膈肌放电的方法,通过记录膈肌(最主要的呼吸肌)放电幅值、频率和时程来反映呼吸运动的吸气状态。膈肌放电信号的时程波宽和波幅可以反映呼吸运动的快慢和强弱变化。放电对应的是吸气阶段,呼气阶段膈肌放松,没有放电信号。条件许可及需要的情况下,可对膈肌放电信号做积分处理。

其他呼吸运动的记录方法包括:引导电极记录膈神经放电、张力换能器连接剑突记录张力变化曲线、呼吸流速换能器连接气管插管记录呼吸流速变化曲线等。

### 三、实验动物
家兔。

### 四、实验药品与器材
1.5%戊巴比妥钠溶液(或 20%氨基甲酸乙酯溶液)、0.1%肝素溶液、氮气和二氧化碳供气系统、3%乳酸溶液、生理盐水、1%吗啡溶液或 5%哌替啶溶液、10%尼可刹米溶液;哺乳动物手术器械、不锈钢插入式引导电极、生物信号采集与处理系统。

### 五、实验步骤
(1) 称重、麻醉、保定及气管插管(详细步骤见第三章第五节"二、手术")。

(2) 分离两侧颈迷走神经,穿线备用(详细步骤见第三章第五节"二、手术")。

(3) 膈肌暴露手术(详细步骤见第三章第五节"二、手术")

(4) 将两根不锈钢引导电极平行插入暴露的膈肌片内,实验过程中电极需固定良好,避免滑脱和松动。

(5) 按图 5-21 连接实验装置,信号由通道 1 输入。生物电放大器的低频滤波设置为 1.6 Hz 或 16 Hz,高频滤波设置为 5 kHz 或 50 kHz。

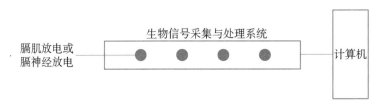

**图 5-21　实验 19 仪器连接示意图**

(6) 运行实验软件。选择"膈肌放电""膈神经放电"或适用项目。根据屏幕上显示的信号,适当调节生物电放大器的位移和增益。

### 六、实验项目
1. **吸入空气**　家兔麻醉后,正常呼吸时,观察并记录膈肌放电信号,以此为对照。

将装有空气的球胆导管置于一水瓶的液面下,调节球胆导管上螺丝夹,使气流控制在每秒钟 1~2 个气泡。将球胆导管套在气管插管上,观察并记录膈肌放电和积分曲线,以此为对照。

2. **吸入氮气**　打开墙上供气系统氮气开关,调节氮气流量,将气体管道开口浸入盛有水的烧杯液面以下,使气流控制在每秒钟 $1\sim2$ 个气泡。将氮气输出管出口和气管插管一侧相连,气管插管的另一侧管用手指轻轻虚掩,以适量气流使动物吸入氮气,观察并记录膈肌放电信号改变。

3. 吸入二氧化碳气体　同吸入氮气方法,使动物吸入二氧化碳气体,观察并记录膈肌放电信号改变。

4. 肺牵张反射

(1)"Y"形气管插管的两侧开口都连接有约 5 cm 长的硅胶管,一侧用于连接 20 ml 或更大的注射器,另一侧用于血管钳夹闭。实验前先记录一段对照信号,通过胸廓运动判断呼气和吸气的时间规律。在吸气末,将"Y"形气管插管未连接注射器的一侧夹闭,同时在连接注射器的一侧将注射器内事先抽好的空气(20 ml)迅速注入肺内,并稍作停留,使肺维持在扩张状态(注射器此时不抽出,对侧硅胶管保持夹闭)直至看到膈肌放电信号发生明显变化,观察并记录膈肌放电变化。然后撤除夹闭,取下注射器,观察膈肌放电恢复过程。

等待足够的时间,待膈肌放电平稳后,于呼气末,夹闭气管插管一侧,同时在另一侧通过注射器从肺内迅速抽气(20 ml)并使肺维持在萎陷状态直至看到膈肌放电发生明显变化,观察并记录信号。然后撤除夹闭,取下注射器。以上观察可反复进行几次。

(2)待膈肌放电恢复平稳后,先切断一侧颈迷走神经,观察并记录膈肌放电变化;再切断另一侧,记录并比较切断双侧迷走神经前、后的膈肌放电及呼吸频率和深度的变化。

(3)在切断迷走神经后,重复前述牵张反射步骤,观察并记录膈肌放电变化。

5. 观察药物的影响

(1)耳缘静脉注射生理盐水 1 ml/kg,观察并记录膈肌放电变化。

(2)耳缘静脉注射 3%乳酸溶液 $1\sim2$ ml/kg,观察并记录膈肌放电变化。

(3)耳缘静脉注射 1%吗啡溶液 0.5 ml/kg 或 5%哌替啶溶液 0.3 ml/kg,观察并记录膈肌放电变化。

(4)耳缘静脉注射 10%尼可刹米溶液 1 ml/kg(慢推),观察并记录膈肌放电变化。


**七、实验注意事项**

(1)暴露膈肌时,切口不可太上,应保持胸腔完好。腹部切口也不宜过大,避免腹压过高时,内脏从切口挤出使电极脱落,也以免呼吸运动影响记录膈肌放电(基线不平)。剑突附近的肌肉血供丰富,手术过程中尽量使用钝性分离,减少出血。腹腔内的肝脏质地脆弱且易出血,也要注意避免损伤。

(2)插肌电引导电极时,插入过深,以防气胸,也避免记录到过强的心电信号。引导电极应尽量一次插成,不可反复插拔,造成具备血肿或膈肌损伤而影响肌电引导。电极需尽量固定好,避免实验过程中脱落。

(3)给予氮气和二氧化碳时,气流量和流速不宜过大,每项观察时间不宜过长,观察到膈肌放电信号明显变化后即可停止。气体流速在不同观察项目中应尽量保持一致。气管插管的另一侧管不可夹闭,只是用手指虚掩。

（4）呼吸抑制时解救要及时，如呼吸抑制过深，动物易死亡。

（5）进行"肺牵张反射"观察项目时，抽气和注气要注意充分配合。实验软件中的标记、夹闭一侧气管插管、注气或抽气等应同步完成。

（6）注射乳酸时切忌误入皮下，造成家兔挣扎。

（7）吗啡抑制呼吸后，尼可刹米解救须及时，但注射速度不宜过快（防止惊厥）。

## 八、讨论与思考

（1）吸入二氧化碳气体和吸入氮气后引起的呼吸变化有何不同？机制是什么？

（2）切断迷走神经后，重复吸入气体，与迷走神经完整时有无区别？为什么？

## 实验 20　缺氧

### 一、实验目的

通过在小鼠复制不同类型的缺氧模型（低张性、血液性、组织性），观察小鼠在缺氧时呼吸运动、皮肤黏膜、血液颜色和活动情况的改变，并通过这些改变来分析各种类型缺氧的发生机制和变化。

### 二、实验原理

小鼠在密闭的环境中因消耗氧气会造成所在环境中吸入气的氧浓度下降，引起低张性缺氧，如同时伴有 $CO_2$ 浓度增加，早期通过兴奋呼吸中枢，增强呼吸运动，而使耗氧更多；如小鼠吸入气中 CO 含量增多，或血红蛋白因结合其他物质而影响其携氧能力，则会引起血液性缺氧；氧化呼吸链受到氰化物、叠氮钠等毒物作用会引起组织性缺氧。

### 三、实验动物

体重相近、性别相同的成年小鼠 7 只，新生幼鼠 1 只。

### 四、实验药品与器材

钠石灰（NaOH·CaO）、5％亚硝酸钠溶液、7％枸橼酸钠溶液、0.2％氰化钾溶液（或0.05％叠氮钠溶液）、1％亚甲蓝（美蓝）溶液、生理盐水；测氧仪、小鼠缺氧装置、剪刀、镊子、1 ml 移液器、玻璃试管、1 ml 注射器 5 个、5 ml 注射器、小鼠尸体解剖板、软木塞或橡皮塞少许、一氧化碳（钢瓶气体或生发装置）。

### 五、实验步骤

［实验 20－1］吸入气中 $PO_2$ 降低所致缺氧

（1）取性别相同、体重差＜1 g 的成年小鼠 2 只，分别置于预存钠石灰或玻璃珠的广口瓶内，装置如图 5－22 所示。注意思考水封的作用。

（2）同时密闭两瓶，记录起始时间。观察两小鼠在密闭瓶内的活动、呼吸（在小鼠静态时观察其腹部起伏运动的频率和幅度）和皮肤黏膜颜色（观察无被毛部位如唇、爪、耳和尾等）的改变，直至其中一只死亡，记录死亡时间并立即同时测两个瓶内的氧浓度。如有实时测量环境中氧含量的设备和装置最佳，若无，则用注射器从缺氧装置中抽取气体，再用测氧仪检测。

（3）继续观察未死亡的小鼠，直至死亡，记录死亡时间，测定该瓶内气体的氧浓度。

（4）尸检：小鼠死亡后尽快打开胸腔，保持胸腹分隔完好。剪破心脏，使心脏内血液流入胸腔。胸腔内滴入 7% 枸橼酸钠溶液 0.1～0.2 ml（2 滴），和胸腔中血液混匀，再取 0.1～0.2 ml（2 滴）抗凝血加入 5 ml 蒸馏水中混匀，观察血液颜色，并与内脏颜色一起与实验 20-2、20-3、20-4 的血液及内脏颜色结果对比。

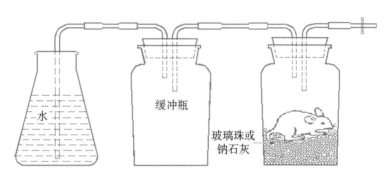

**图 5-22 小鼠缺氧装置**

[实验 20-2]一氧化碳中毒所致缺氧

（1）取小鼠 1 只，观察其正常表现。

（2）通过一氧化碳生发装置制备或通过钢瓶供气，用烧杯装水，调节一氧化碳的气体流量约每秒 1 个气泡，按图 5-23 连接。将小鼠放入广口瓶内密闭瓶口，观察记录小鼠的活动、呼吸深度及口唇、耳、尾等皮肤黏膜颜色的变化，记录密闭瓶口后至小鼠死亡所需的时间。

（3）观察并记录死亡小鼠皮肤黏膜颜色的改变。

（4）尸检，方法与观察指标同实验 20-1。

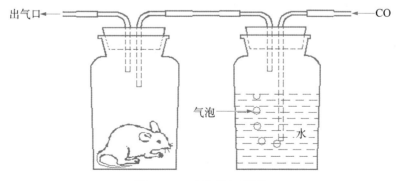

**图 5-23 一氧化碳中毒装置**

[实验 20‑3]亚硝酸钠中毒性缺氧

(1) 取体重相近的小鼠 2 只,同上观察正常表现后,腹腔注射 5％亚硝酸钠溶液 0.15 ml/10 g,其中一只注入亚硝酸钠后立即再向腹腔内注入 1％亚甲蓝(美蓝)溶液,另一只注射生理盐水,容积与亚硝酸钠相同。

(2) 观察指标与方法同实验 20‑1,比较两鼠表现及死亡时间有无差异。

(3) 尸检,方法与观察指标同实验 20‑1。

[实验 20‑4]氰化钾或叠氮钠中毒性缺氧

(1) 取小鼠 1 只。同上观察正常表现后,腹腔注射 0.2％氰化钾溶液 0.15 ml/10 g 或 0.05％叠氮钠溶液 0.4 ml/10 g。

(2) 观察指标同实验 20‑1。

(3) 尸检,同实验 20‑1。

[实验 20‑5]年龄因素对缺氧耐受性的影响

(1) 取 1 只新生幼鼠,置于小瓶内,以棉花较松地塞住瓶口,以免小鼠从小瓶中滑出,被成年鼠咬伤;再取 1 只成年鼠,和小瓶共置于一广口瓶内,观察并记录两鼠正常活动情况。

(2) 将广口瓶密闭,记录起始时间。

(3) 记录两鼠死亡时间,计算两鼠存活时间。

[实验 20‑6]综合比较

(1) 比较本组各实验所得稀释血液颜色和小鼠尸体切口处肌肉及内脏颜色,对照死亡原因,进行机制分析。

(2) 将本组所得血液和小鼠尸体,编号打乱后给其他组同学观察,并推断出不同血样本和小鼠尸体是哪种缺氧类型所致。

## 六、注意事项

(1) 进行实验 20‑1、20‑5 时,所有密闭系统不可漏气,盖盖时必须确保瓶盖塞紧;且各组广口瓶容量应一致,内置物所占据的空间体积应相同,以免影响实验结果。

(2) 取心血时要充分与抗凝剂混匀,各小鼠所加抗凝剂量、所取血量必须一致,所用玻璃滴管的管口直径、玻璃试管的管径要尽可能保持一致,否则会造成吸血量的误差,影响血液颜色的可比性。试管应事先编号。

(3) 氰化钾和叠氮钠都有剧毒,勿沾染皮肤、黏膜,特别是有破损处。

(4) 记录时间要准确,以同一计时器为准。

(5) 要认真仔细观察小鼠活动情况、呼吸深度和口唇、耳、尾皮肤黏膜颜色的变化。

## 七、讨论与思考

(1) 请阐述各配对比较缺氧小鼠的存活时间差异及其发生机制。

(2) 实验 20‑1 中两小鼠的瓶内氧浓度有何变化? 其发生机制是什么?

(3) 各种缺氧小鼠的口唇黏膜、耳、尾及血液颜色的改变有何不同? 为什么?

（4）幼鼠和成年鼠对缺氧耐受的反应有何不同？为什么？

## 实验 21 家兔急性呼吸衰竭

### 一、实验目的

（1）学习家兔急性呼吸衰竭模型的复制方法。

（2）观察家兔急性呼吸衰竭时呼吸及血气分析的变化并分析其机制。

### 二、实验原理

呼吸衰竭（respiratory failure）是指外呼吸功能严重障碍，以致动脉 $PaO_2$ 低于正常范围，伴有或不伴有 $PaCO_2$ 增高，并有一系列临床表现的病理过程。一般以 $PaO_2$ 低于 $8.0\,kPa$（$60\,mmHg$），伴有或不伴有 $PaCO_2$ 高于 $6.67\,kPa$（$50\,mmHg$）作为判断呼吸衰竭的指标。通气障碍、气体弥散障碍和肺泡通气血流比例失调是呼吸衰竭的主要发生机制。呼吸衰竭时发生的低氧血症和高碳酸血症可影响全身各系统的代谢和功能，其防治原则包括去除病因，提高 $PaO_2$，降低 $PaCO_2$，改善内外环境及重要器官功能。

本实验通过夹闭家兔气管造成窒息，复制通气障碍所致的急性呼吸衰竭；通过造成家兔开放性气胸及静脉注射肾上腺素造成肺水肿复制肺泡通气/血流比值失调和气体弥散障碍所致的急性呼吸衰竭。

用油酸复制急性肺水肿型呼吸衰竭动物模型也是一个经典的导致家兔急性呼吸衰竭的实验。化学性因素油酸所致急性肺损伤主要是通过趋化因子使中性粒细胞与巨噬细胞在肺内聚集激活，释放大量氧自由基、蛋白酶和炎性介质等，这些物质可对肺泡、毛细血管膜造成损伤，使之发生通透性增高等变化，从而引起肺泡通气量与其毛细血管灌流量比例失调及肺泡毛细血管膜的弥散障碍，发生换气功能障碍而最终引起呼吸衰竭。

### 三、实验动物

家兔（$2\sim3\,kg$）。

### 四、实验药品与器材

$1.5\%$ 戊巴比妥钠溶液（或 $20\%$ 氨基甲酸乙酯溶液），$0.08\%$ 肝素溶液，$0.1\%$ 肾上腺素溶液，生理盐水，考马斯亮蓝试剂，蛋白标准液，白细胞稀释液；兔手术台，哺乳动物手术器械一套，动脉夹，气管插管（两侧套有橡皮管），连有三通阀的动脉插管，听诊器，天平，小软木塞 4 个，注射器 $1\,ml$ 4 副，$2$、$5$、$10$、$20$、$50\,ml$ 注射器，头皮针，输液装置或蠕动泵一套，生物信号采集与处理系统，血气分析仪。

### 五、实验步骤

（1）家兔称重后，从耳缘静脉缓慢注入 $1.5\%$ 戊巴比妥钠溶液 $30\,mg/kg$ 或 $20\%$ 氨基甲酸乙酯溶液 1 g/kg,麻醉后仰卧位保定。

(2) 颈部剪毛,正中切口,切口长 5～7 cm,逐层钝性分离颈部组织,暴露出气管并在其下穿一根粗结扎线,在气管上剪一"⊥"形切口,插入气管插管并结扎保定。

(3) 分离膈肌(详见第三章第五节"二、手术"),将膈肌电极小心插入膈肌,避免出血,将接地线夹于皮肤切口,电极插头连接生物信号采集与处理系统,观察和记录膈肌放电信号。

(4) 颈总动脉插管测血压(详见第三章第五节"二、手术"和实验 7)。

(5) 全身肝素化。耳缘静脉注射 0.1%肝素溶液 3 ml/kg。

(6) 观察家兔呼吸衰竭前的呼吸、血压,并存储一段正常时的呼吸、血压曲线。

(7) 用 1 ml 注射器吸取少量肝素溶液,将其内壁湿润后推出,将针头刺入小软木塞以隔绝空气。缓慢打开三通阀,弃去最先流出的 2、3 滴血液后,拔去已肝素化的注射器针头,将注射器插入三通阀接口取血 0.5 ml(注意勿进气泡),然后取下注射器迅速套上插有小软木塞的针头,立即进行血气分析。

(8) 模型复制

1) 窒息:用止血钳将气管插管的橡皮管完全夹闭,使家兔处于完全窒息状态 30 s,用上述方法取血 0.5 ml,做血气分析,并观察呼吸、血压的变化。打开止血钳,等待 15 min 左右,待家兔呼吸恢复正常。

2) 气胸:于家兔右胸第 4～5 肋间隙与腋前线交界处,插入一枚 16 号针头,有突破感表示进入胸膜腔,造成右侧开放性气胸。为使进针部位及深度准确,也可将该部皮肤切开后进针,并且穿刺针头用三通连上水检压计,当针头垂直刺入 1～1.5 cm,有突破感,水检压计的液平面降至负值时,可以确定针头已插入胸膜腔,然后旋转三通阀方向,使胸膜腔与大气相通。造成开放性气胸 10 min,按同样方法取血进行血气分析。同时观察呼吸、血压的变化,并存储记录。

取血后,用 50 ml 注射器将胸膜腔内的空气抽尽,拔出针头,等待约 15 min,待家兔呼吸恢复正常。

3) 肺水肿:以 10～12 ml/min 的速度由耳缘静脉输入(每分钟 150～180 滴滴注或蠕动泵泵入)生理盐水 100 ml/kg,之后静脉缓慢推注 0.1%肾上腺素 1 ml/kg。然后仍以生理盐水 0.6～1 ml/min(每分钟 10～15 滴滴注或蠕动泵泵入)维持静脉通路,以便必要时重复给药。

静脉给药时,要密切观察:①是否出现呼吸困难、急促,呼吸曲线是否发生变化;②气管内是否有粉红色泡沫样液体溢出;③肺部是否出现湿啰音。如出现上述肺水肿表现时,立即取血进行血气分析。如肺水肿表现不明显时,可重复使用肾上腺素,方法同上,直至出现肺水肿表现。

取血同时夹闭气管,处死家兔,打开胸腔,在气管分叉处结扎气管以防止肺水肿液流出,在结扎处以上切断气管,分离心脏及血管(分离前需结扎),将肺取出。称肺重,计算肺系数。肉眼观察肺体积、颜色的改变,并切开肺观察有无泡沫样液体流出。

肺系数计算:肺系数=肺重量(g)/体重(kg)。正常肺系数为 4～5。

4) 如有条件,用支气管-肺泡灌洗液进行白细胞计数和蛋白含量测定(考马斯亮蓝法)。

### 六、注意事项

（1）取血做血气分析时，切忌接触空气，否则影响血气分析结果。

（2）取肺时不要损伤肺组织，以免肺水肿液流出，影响肺系数的准确性。

（3）气胸后一定要抽尽胸腔内的空气。

### 七、讨论与思考

（1）窒息、气胸及肺水肿分别引起哪型呼吸衰竭？为什么？

（2）在复制肺水肿时为什么先快速、大量输液，然后给肾上腺素？

#### 实验 22　观察不同因素对家兔膈神经电活动和膈肌张力变化的影响

### 一、实验目的

（1）掌握哺乳动物呼吸运动时膈肌张力变化和膈神经放电的同步记录方法。

（2）观察某些因素对膈肌张力变化和膈神经放电的影响，并分析其影响机制。

### 二、实验原理

平静呼吸运动（respiratory movement）是由包括膈肌（diaphragm）和肋间外肌（external intercostal muscles）在内的呼吸肌（respiratory muscle）收缩和舒张活动，引起胸廓的扩大和缩小的运动，为自动节律性活动。呼吸运动的自主节律性起源于脑桥和延髓，当延髓吸气中枢兴奋时传出冲动达到脊髓时，引起支配吸气的前角运动神经元兴奋，发出神经冲动经膈神经（phrenic nerve）和肋间神经（intercostal nerves）传到膈肌和肋间外肌，引起膈肌和肋间外肌收缩，胸廓扩大产生吸气。延髓吸气中枢活动暂停，膈神经（phrenic nerve）和肋间神经（intercostal nerves）放电停止，膈肌和肋间外肌舒张，胸廓缩小产生呼气。这种起源于延髓呼吸中枢的节律性呼吸运动，受到来自中枢和外周的各种感受器，特别是化学感受器和机械感受器传入信息的反射调节。当动脉血中 $PaO_2$、$PaCO_2$ 或 $H^+$ 浓度发生变化时，通过延髓腹外侧浅表的中枢化学感受器（central chemoreceptor）和/或外周化学感受器（peripheral chemoreceptor）来影响呼吸运动。当肺过度扩张或过度萎陷时，通过气道平滑肌中的牵张感受器发出冲动经迷走神经（vagus nerve）到达延髓，反射性抑制或兴奋吸气。家兔的肺牵张反射（pulmonary stretch reflex）在其呼吸调节中起着重要作用。膈神经放电活动和膈肌收缩代表吸气运动的开始，而膈神经放电活动停止和膈肌舒张与呼气运动同步。此外，膈神经的放电活动状态的变化，反映了呼吸中枢神经系统功能活动的变化。

本实验和实验 19 类似，区别只是以膈神经放电和/或膈肌的收缩为指标，可观察各种处理因素对动物呼吸运动的影响，并分析其影响机制。可根据条件选做。

### 三、实验对象

家兔。

### 四、实验试剂与器材

20％氨基甲酸乙酯溶液、3％乳酸溶液、生理盐水；生物信号采集与处理系统、哺乳动物手术器械一套、兔手术台、"Y"形气管插管、20 ml 注射器 2 支、5 ml 注射器 1 支、50 cm 长的橡皮管 1 根、$N_2$ 和 $CO_2$（球胆、钢瓶或集中供气系统）、引导电极、纱布、手术缝线。

### 五、实验方法与步骤

1. **麻醉与保定**　家兔称重，20％氨基甲酸乙酯溶液 5 ml/kg 经耳缘静脉缓慢注射麻醉，仰卧保定于兔手术台上。

2. **气管插管**　详细步骤见第三章第五节"二、手术"。

3. **分离两侧迷走神经**　详细步骤见第三章第五节"二、手术"。

4. **分离颈部膈神经**　充分暴露颈部手术野，在脊柱旁可见数丛粗大的臂丛神经由脊柱发出向后外走行，在喉头下方约 1 cm 的部位，可见向下、向内侧走行的膈神经。用玻璃分针在尽可能靠近锁骨部位，仔细分离出一小段神经，穿线备用。

5. **胸部暴露剑突（xiphoid）**　分离膈肌角，穿线结扎膈肌角，用粗剪刀剪断胸骨柄。

6. **仪器的连接及参数的设定**

（1）将引导电极的输入端与生物信号采集与处理系统通道 1 的输入接口连接。

（2）将张力换能器与生物信号采集与处理系统通道 2 的输入接口连接（定标）。

（3）启动计算机，进入实验系统软件界面。通道 1 选择生物电信号输入，通道 2 选择张力信号输入，调节参数，使曲线显示适度。

7. **膈神经放电和膈肌角张力变化的记录**

（1）将膈神经小心搭在双极引导电极上（注意电极不要接触到颈部组织），同时将接地电极连接于肌肉。根据记录的神经放电波形的大小、形状，适当调节实验参数如扫描速度、增益大小，以获得最佳的实验效果。打开监听器开关，将音量调整到合适大小，即可听到膈神经放电的声音。

（2）将膈肌角的结扎线一端与张力换能器的应变梁相连，调整换能器，使换能器应变梁轴线与膈肌角纵轴呈直角，适当拉紧膈肌角结扎线，即可记录到与动物呼吸运动一致的膈肌张力变化曲线，曲线的变化频率反映动物的呼吸频率，曲线的变化幅度反映动物的呼吸深度。

### 六、实验观察指标

膈神经电活动的频率和幅度，膈肌张力变化曲线的频率和幅度。

### 七、实验观察项目

（1）描记一段正常的膈神经电活动和膈肌张力变化曲线作为对照，并观察二者之间的时间关系。

（2）增加吸入气中 $CO_2$ 浓度：将装有 $CO_2$ 的球胆管口靠近气管插管的一侧开口，逐渐打开 $CO_2$ 球胆管上的阀门，让动物吸入含 $CO_2$ 的气体，观察记录指标的变化。

（3）窒息（asphyxia）：操作者用手指同时封堵气管插管的两侧开口，维持 10～20 s，观察记录指标的变化。

（4）缺氧：将气管插管的一侧套管与装有氮气的球胆相连，用止血钳夹闭气管插管另一侧管，只让动物呼吸球胆内的氮气，观察记录指标的变化。

（5）增大无效腔：用止血钳将气管插管一侧的橡胶套管夹闭，描记一段膈神经放电曲线。然后在气管插管的另一侧管上连接一长 50 cm 的橡皮管，使无效腔增大，观察记录指标的变化。呼吸发生明显变化后，去掉长橡皮管和止血钳，使呼吸恢复正常。

（6）血液酸碱度的改变：经耳缘静脉注入 3‰乳酸溶液 2 ml，观察记录指标的变化。

（7）肺牵张反射：

1）肺扩张反射：将充有 20 ml 空气的注射器连于气管插管一侧的橡皮管上，在动物吸气末（膈神经放电末）用手指堵住气管插管另一侧开口，同时向肺内快速注入 20 ml 空气，并维持肺处于扩张状态 10 余秒，观察记录指标的变化。

2）肺萎陷反射：在呼气末（膈神经放电开始之前）用手指堵住气管插管另一侧开口，同时抽出 20 ml 肺内空气，并维持肺处于萎陷状态几秒，观察记录指标的变化。

（8）迷走神经在呼吸运动中的作用：描记一段正常膈神经放电后（记录每分钟膈神经放电的次数），先切断一侧迷走神经，观察呼吸的频率、深度的变化及每分钟膈神经放电次数的改变。再切断另一侧迷走神经，观察呼吸运动的频率、深度的变化及每分钟膈神经放电次数的改变。

（9）重复第 7 项处理，观察肺牵张反射对呼吸运动的影响，记录指标的变化。

## 八、注意事项

（1）麻醉时注射药物速度要慢，同时密切注意动物的呼吸情况及对刺激的反应。

（2）分离剑突下膈肌角时不能向上分离过多，避免损伤胸腔完整造成气胸，剪断胸骨柄时切勿伤及膈肌角。

（3）每项实验前、后均要有一段稳定的曲线作为对照。每项处理均应有标记。

## 九、讨论与思考

小结各项实验所致的记录指标的变化，分析引起变化的机制。


# 第四节　血液系统实验

## 实验 23　血液凝固

## 一、实验目的

了解血液凝固过程及其影响因素。

## 二、实验原理

血液凝固过程可分为 3 个阶段：凝血酶原酶复合物的形成，凝血酶原激活成凝血酶和纤维蛋白原转变为纤维蛋白。因子 X 的激活可分为内源性和外源性两条途径。若直接从血管中抽血观察血液凝固，此时因血液几乎没有与组织因子接触，其凝血过程主要由内源性途径所激活。若将兔脑浸液（脑组织中含丰富的组织因子）加入血液中，可观察外源性凝血过程。

## 三、实验动物

家兔。

## 四、实验药品与器材

清洁小试管 9 支、50 ml 烧杯 2 个、100 ml 烧杯 1 个、0.5 ml 吸管 6 支、10 ml 注射器、5 号针头、滴管、试管架、恒温水浴器、哺乳动物手术器械、兔手术台、动脉夹、塑料动脉插管、带橡皮刷的玻棒或竹签、棉花；20%氨基甲酸乙酯溶液、富血小板血浆、兔脑浸液、25 mmol/L 氯化钙溶液、生理盐水、肝素 8 U（置小试管中）、草酸钾 1～2 mg（置小试管中）、液状石蜡、碎冰块。

## 五、实验步骤

(1) 耳缘静脉缓慢注入 20%氨基甲酸乙酯 5 ml/kg，待其麻醉后取仰卧位保定于兔手术台上。

(2) 行一侧颈总动脉插管术，备用，供需要时采血。

(3) 如必要，行气管插管术。

## 六、实验观察项目

1. 观察纤维蛋白原在凝血过程中的作用　由颈总动脉插管放血 10 ml，分别注入两个烧杯内，一杯静置，另一杯用带橡皮刷的玻璃棒或竹签不断搅拌，随后洗净玻璃棒和竹签，观察纤维蛋白呈丝状且有弹性，比较两杯血液的凝固现象有何异同。

2. 观察血液凝固的影响因素　取干净的小试管 6 支，按表 5-5 准备。由颈总动脉插管放血收集血样，各管加全血 1 ml，每 30 s 倾斜试管一次，直至血液凝固不再流动为止。记录凝血时间。

表 5-5　影响血液凝固的因素

| 试管 | 实验条件 | 凝血时间 |
|---|---|---|
| 1 | 试管内盛有少许棉花 | |
| 2 | 液状石蜡润滑试管内壁 | |
| 3 | 试管置 37℃水浴中 | |
| 4 | 试管放在盛有碎冰的烧杯中 | |
| 5 | 试管内加肝素 8 U（加血后摇匀） | |
| 6 | 试管内加草酸钾 1～2 mg（加血后摇匀） | |

3. **观察内源性凝血及外源性凝血过程**　取干净的小试管 3 支,按表 5-6 依次加入各成分,摇匀,每 15 s 倾斜试管一次,分别记录各试管的凝血时间,分析产生差别的原因。

表 5-6　内源性和外源性凝血途径的观察

| 项　目 | 第一管 | 第二管 | 第三管 |
|---|---|---|---|
| 成分 | | | |
| 富血小板血浆(ml) | 0.2 | | |
| 少血小板血浆(ml) | | 0.2 | 0.2 |
| 生理盐水(ml) | 0.2 | 0.2 | |
| 兔脑浸液(ml) | | | |
| 25 mmol/L CaCl₂ 溶液(ml) | 0.2 | 0.2 | 0.2 |
| 凝血时间(s) | | | |

### 七、注意事项

(1) 观察项目 1 和 2 可同时进行,仅须放血一次。若须进行二次放血,第一次采血后应用生理盐水将动脉插管内的参与血推回动脉内,以防凝血;第二次采血时,则应先将管内生理盐水弃去,并弃去最初流出的一段血液。

(3) 准确记录凝血时间。

### 八、讨论与思考

生理性止血分为几个阶段? 简述血液凝固的基本过程。

## 实验 24　红细胞渗透脆性

### 一、实验目的

通过观察红细胞对不同浓度的低渗盐溶液的抵抗力,加深理解细胞外液渗透张力对维持红细胞正常形状与功能的重要性,学习测定红细胞渗透脆性的方法。

### 二、实验原理

红细胞对低渗盐溶液具有一定的抵抗力,这种抵抗力的大小,可以作为红细胞渗透脆性的指标。抵抗力小,表示渗透脆性大;反之则表示渗透脆性小。同一个体的红细胞,其渗透脆性并不完全相同。将血液滴入不同浓度的低渗氯化钠溶液中,开始出现溶血现象的氯化钠溶液浓度,为该血液红细胞的最小抵抗力,即最大脆性值(正常为 0.40%~0.44%氯化钠溶液);出现完全溶血时的低渗氯化钠溶液的浓度,则为该血液红细胞的最大抵抗力,即最小脆性值(正常为 0.32%~0.36%氯化钠溶液)。生理学上将能使悬浮于其中的红细胞保持正常体积和形状的溶液称为等张溶液。等张溶液一定是等渗溶液,但等渗溶液不一定是等张溶液,如 1.9%的尿素溶液。

### 三、实验对象

人或动物。

### 四、实验药品与器材

1‰氯化钠溶液、0.85‰氯化钠溶液、蒸馏水、1.9‰尿素溶液、75‰乙醇、碘酒;试管架、小试管(10 mm×75 mm)15 支、2 ml 吸管 4 支、显微镜、载玻片、盖玻片、消毒的 5 ml 注射器及 8 号针头、棉签。

### 五、实验步骤

(1) 制备各种浓度的低渗盐水溶液:取干净小试管 12 支,依次编号排列在试管架上,按表 5-7 分别用 2 支 2 ml 吸管向各小试管内加入 1‰氯化钠溶液和蒸馏水,混匀,配制成从 0.68‰~0.24‰ 12 种不同浓度的氯化钠低渗溶液。

表 5-7　各种浓度的低渗盐水溶液配制表

| 项目 | 试管编号 | | | | | | | | | | | |
|---|---|---|---|---|---|---|---|---|---|---|---|---|
| | 1 | 2 | 3 | 4 | 5 | 6 | 7 | 8 | 9 | 10 | 11 | 12 |
| 1‰NaCl 溶液(ml) | 1.70 | 1.60 | 1.50 | 1.40 | 1.30 | 1.20 | 1.10 | 1.00 | 0.90 | 0.80 | 0.70 | 0.60 |
| 蒸馏水(ml) | 0.80 | 0.90 | 1.00 | 1.10 | 1.20 | 1.30 | 1.40 | 1.50 | 1.60 | 1.70 | 1.80 | 1.90 |
| NaCl 浓度(%) | 0.68 | 0.64 | 0.60 | 0.56 | 0.52 | 0.48 | 0.44 | 0.40 | 0.36 | 0.32 | 0.28 | 0.24 |

另取 3 支小试管,编号 13~15,分别用 2 ml 吸管加入 0.85‰氯化钠溶液、1.9‰尿素溶液和蒸馏水 2.5 ml。

(2) 采血:如用人血,先用碘酒、乙醇消毒皮肤,再用灭菌干燥的注射器从肘正中静脉取血 1 ml;如用兔血,可不必消毒注射器和针头,由心室或耳缘静脉取血。

(3) 取血后立即依次向 15 支试管内各加血一滴,血滴大小要尽量保持一致,轻轻颠倒混匀,切勿用力振摇。进行下列观察。

### 六、实验观察项目

(1) 观察第 13、14、15 管的变化,比较其溶血情况,并分析原因。其余 12 管在室温下静置 1 h。根据混合液的颜色和浑浊度的不同区分为下列 3 种现象。

1) 小试管内液体完全变成透明红色,管底无细胞,说明红细胞全部破裂,称为全部溶血。

2) 小试管内液体下层为浑浊红色,表示有未破裂的红细胞,而上层出现透明红色,表示部分红细胞破裂,称为不完全溶血。

3) 小试管内液体下层为浑浊红色,上层为无色透明的液体,说明红细胞完全没有破裂。

(2) 记录所测定的红细胞脆性范围(即开始出现溶血时的氯化钠溶液浓度与完全溶血时的氯化钠溶液浓度)。

(3) 取第 6 管和第 13 管混合液各一滴,放在载玻片上,加上盖玻片,在显微镜观察红细胞形态,比较其差别。

### 七、注意事项
(1)配制不同浓度的氯化钠溶液时应力求准确无误。

(2)抽取静脉血液速度应缓慢;向试管滴加血液时要靠近液面,使血滴轻轻滴入溶液中,避免人为造成红细胞破裂而出现溶血假象。

(3)为使各管加血量相同,加血时持针角度应一致。

(4)观察结果应在光明亮处,必要时吸取试管底部悬液1滴,在显微镜下观察。

### 八、讨论与思考
正常人体血液中红细胞为什么能保持正常的形态和大小?

## 实验25 家兔实验性弥散性血管内凝血

### 一、实验目的
应用静脉注射兔脑浸液方法,复制家兔实验性弥散性血管内凝血(disseminated intra-vascular coagulation,DIC)模型。通过实验和几项血液学指标的测定及结果分析,了解实验室诊断DIC的常用方法,联系理论知识加深理解DIC的病因及发病机制。

### 二、实验原理
脑、肺、胎盘、前列腺等组织器官富含组织因子(tissue factor,TF),当这些组织被损伤破坏时就会有大量组织因子释放入血,从而引发DIC。临床实验室检查有血小板计数、纤维蛋白原含量、凝血酶原时间和3P试验(或$D$-二聚体,或优球蛋白溶解时间)异常,结合病因、病史可初步确诊DIC的发生。

### 三、实验动物
家兔(2~3 kg)。

### 四、药品与器材
2%兔脑粉浸出液(临用前配)、1%普鲁卡因溶液、3.8%枸橼酸钠溶液(存4℃)、25 mmol/L氯化钙溶液(存4℃)、APTT试剂盒、PT试剂盒、饱和盐水(饱和氯化钠溶液)、纤维蛋白原(FIB)含量试剂盒、生理盐水、1%鱼精蛋白溶液(存4℃)、血小板稀释液;兔手术台、手术器械、电热恒温水浴箱、离心机、分光光度计或酶标仪、计数器、显微镜、塑料刻度离心管(15 ml)、一次性塑料试管(5 ml)、移液器(20、100、1 000、5 000 μl)、玻璃平皿、清洁针头、棉花、纱布、凝血仪。

## 五、实验步骤

（1）家兔仰卧位保定，颈部手术部位剪毛，1％普鲁卡因皮下注射行局部麻醉。

（2）颈动脉插管术（详细步骤见参见实验12）。

（3）第一次采集血标本：

1）从颈动脉插管采集动脉血9 ml至盛有3.8％枸橼酸钠溶液1 ml的15 ml刻度离心管内，立即反复颠倒混匀（切忌振荡混匀），待离心。

2）紧接上步，用移液器直接从动脉导管口吸取10 $\mu$l血液迅速吹入置有2 ml血小板稀释液的试管中，充分混匀待计数。

3）向动脉插管内推入生理盐水后，夹闭动脉夹，防止导管内凝血堵塞。

（4）复制DIC模型：经耳缘静脉缓慢推注2％兔脑浸出液60 mg/kg，注入速度约为2 ml/min。同时密切观察家兔反应，如出现呼吸急促、躁动挣扎，当即停止注射，并立即迅速进行第二次采血。

（5）第二、三次采血：注射完兔脑浸液后0和30 min时同前法各采血样一次。（如有条件或需要，可在注射兔脑粉浸液后0、10、20、30、40、50、60 min时，每隔10 min取血一次）。

（6）血浆制备：将不同时间点所得的抗凝血，经3 000 rpm，5 min离心后，取上层血浆至清洁试管中标记备用，吸取血浆时宁少勿多，切忌吸入细胞成分。

## 六、实验项目

**1. 测定血浆活化/白陶土部分凝血活酶时间（activated/kaolin partial thromboplastin time，APTT/KPTT；玻片法/凝血仪）**

（1）将实验用清洁平皿和25 mmol/L氯化钙溶液置37℃水浴中预热。

（2）用移液器吸取20 $\mu$l血浆滴加在平皿上，再吸取KPTT试剂（吸取前摇匀）20 $\mu$l加入血浆液滴中，用清洁注射针头混匀。

（3）3 min后，在上述混悬液中滴加20 $\mu$l预热的25 mmol/L氯化钙溶液，立即启动秒表开始计时，用针头混匀并不断挑拨，一旦挑出丝状物，即终止秒表计时，所记录时间即为KPTT。可测定三次取平均值。

（4）如有凝血仪，可用配套试剂盒根据说明书直接测定。

原理：在37℃下，以活化剂（白陶土）激活凝血因子ⅩⅡ和Ⅺ，以部分凝血活酶脑磷脂悬液代替血小板提供凝血的催化表面，在$Ca^{2+}$参与下，观察血浆凝固所需时间。凝血仪原理和玻片法相同，只是以震荡磁珠在液体黏性增大后停摆代替挑丝。

**2. 测定血浆凝血酶原时间（prothrombin time，PT；玻片法/凝血仪）**

（1）将清洁平皿置37℃水面预热。

（2）用移液器吸取20 $\mu$l血浆滴加在预热平皿上，预热1～2 min，再吸取PT试剂40 $\mu$l（内含氯化钙）滴加在血浆中，立即启动秒表计时。用清洁针头不断混匀并挑拨，一旦挑出丝状物，即刻终止秒表，记录所需时间，即为PT。可测定三次取平均值。

（3）如有凝血仪，可用配套试剂盒根据说明书直接测定。

原理：在受检血浆中加入过量的组织凝血活酶(兔脑、人脑、胎盘、肺等组织的浸出液)和 $Ca^{2+}$，使凝血酶原转化为凝血酶，后者使纤维蛋白原转变为纤维蛋白即发生凝固；其凝固时间的长短可反映血浆中凝血酶原，因子Ⅴ、Ⅶ、Ⅹ及纤维蛋白原的水平。

3. 测定纤维蛋白原含量(饱和盐水法/凝血仪)

(1) 取 15 mm×100 mm 试管 6 支，编号标记。按表 5-8 加样后，立即反复颠倒混匀，置 37℃水浴孵育 3 min。

表 5-8 测定纤维蛋白原含量

| 试管编号 | 1 | 2 | 3 | 4 | 5 | 6 |
| --- | --- | --- | --- | --- | --- | --- |
|  | 调零管 | 测定管 | 调零管 | 测定管 | 调零管 | 测定管 |
| 生理盐水 | 4.5 ml |  | 4.5 ml |  | 4.5 ml |  |
| 饱和盐水 |  | 4.5 ml |  | 4.5 ml |  | 4.5 ml |
| 正常血浆 | 0.5 ml | 0.5 ml |  |  |  |  |
| DIC 血浆 |  |  | 0.5 ml | 0.5 ml |  |  |
| 45 min 血浆 |  |  |  |  | 0.5 ml | 0.5 ml |

(2) 使用分光光度计，设置波长至 520 nm，分别以 1、3、5 号管调零，读取 2、4、6 号管光密度(optical density，OD)值(共得到 3 个 OD 值，测定前再次充分颠倒混匀)。

(3) 依据公式计算纤维蛋白原含量：

$$纤维蛋白原含量(mg\%) = \frac{测定光密度}{0.5} \times 1\,000$$

(4) 如有凝血仪，可用配套试剂盒根据说明书直接测定。

原理：通过饱和盐水盐析，可使血浆中蛋白析出，由于血浆中纤维蛋白原含量最多，且在 DIC 发生前后其他蛋白未发生量的改变，而纤维蛋白原变化明显，故析出物可反映纤维蛋白原量的变化。由于方法粗略，该指标为半定量指标。

4. 血浆鱼精蛋白副凝固试验(plasma protamine paracoagulation test，3P test)

(1) 取 0.5 ml 血浆加入洁净试管中，向血浆中加入 1%鱼精度蛋白溶液 50 μl，(注意先加血浆)，轻轻摇匀，置 37℃水浴。

(2) 15 min 后取出，在灯光下对黑色背景一边晃动试管一边观察，溶液清澈者为阴性，出现絮状沉淀或胶冻状物为阳性。

原理：该指标测定血浆中纤维蛋白单体(fibrin monomer，FM)和纤维蛋白降解产物(fibrin degradation product，FDP)(主要为 X 碎片)的存在。DIC 时 FM 和 FDP 增多并形成可溶性复合物，在该血浆中加入鱼精蛋白，可使复合物解离，游离出的 FM 便会相互聚合形成不溶性的肉眼可见的颗粒状、絮状或胶冻状沉淀，这种无需酶而引起纤维蛋白凝固的作用称为副凝现象，此即为 3P 阳性。

5. 血小板计数(blood platelet counting，BPC)

(1) 充分混匀血液-血小板稀释液，用毛细滴管吸取少许加到血球计数板的计数池内，放在平皿内加盖静置 15 min（平皿内放一湿棉球，以防水分蒸发）。

（2）在高倍镜下计数中央大方格（即 25 个中方格。400 个小方格，如图 5 - 24 所示）内血小板数，压线者取上左，弃下右。血小板体积极小，为红细胞的 1/3～1/5，呈圆形或不规则形，染成淡黄色，有轻度折光性。

（3）所得数乘以 2 000 即为血小板数/mm$^3$。

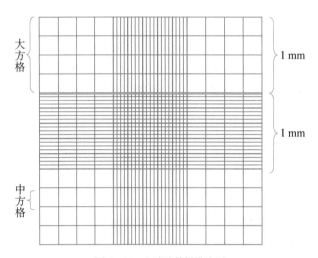

图 5 - 24　血球计数板模式图

### 七、注意事项

（1）采血时动脉夹在原位打开，不得离开血管，以免放血后不能及时夹闭动脉造成失血。

（2）采集抗凝血需准确掌握血液与抗凝剂之比例（9∶1）。

（3）因为注射兔脑浸液过程中家兔易猝死，所以，注射兔脑浸液前，要做好第二次采血的一切准备工作。

（4）注射兔脑浸液时要掌握好推注速度，密切注意家兔反应。

（5）离心分离血浆前，必须先平衡离心管。

（6）测 KPTT、PT 的平皿必须清洁，无油脂；试剂使用前需充分摇匀，切勿混入水和杂物。

（7）测纤维蛋白原含量时，血浆一旦与饱和盐水接触，须立即充分混匀，以防产生局部沉淀。同样，比色前需再次混匀。

（8）3P 试验时，试管一定要清洁（尤其是管底），应先加血浆再加鱼精蛋白，以免鱼精蛋白接触管底不洁物造成假阳性。

### 八、讨论与思考

（1）静脉注射兔脑浸液后为何能复制出家兔 DIC 模型？试述其发生机制。

（2）根据实验中的血液学实验结果，讨论急性 DIC 产生的原因、机制及各项结果间的关系。

# 第五节　消化系统实验

## 实验 26　胆汁分泌的调节

### 一、实验目的
学习胆汁分泌的记录方法,观察影响家兔胆汁分泌的因素。

### 二、实验原理
正常情况下,胆汁由肝脏不断分泌产生。在非消化期间,肝胆汁大部分流入胆囊内储存、浓缩;在消化期,在神经和体液因素影响下,胆囊收缩,Oddi 括约肌舒张,胆汁排入十二指肠,参与小肠内的消化过程。食物是引起胆汁分泌和排出的自然刺激物。迷走神经兴奋引起胆汁分泌少量增加,胆囊收缩轻度增强。缩胆囊素、胃泌素、促胰液素和生长抑素通过作用于肝细胞和/或胆道系统影响胆汁的分泌。胆盐的肠肝循环有利于胆汁的分泌。胆汁收集方法主要包括胆总管插入法、胆囊瘘管法、十二指肠瘘管法等。本实验采用胆总管插入法收集肝胆汁和胆囊胆汁。

### 三、实验动物
家兔。

### 四、实验药品与器材
哺乳动物手术器械、保护电极、记滴器、生物信号采集与处理系统、细塑料管、培养皿、10 ml 注射器 2 支、水浴锅;1.5% 戊巴比妥钠溶液(或 20% 氨基甲酸乙酯溶液)、1∶10 000 乙酰胆碱溶液、0.5% 盐酸溶液、阿托品针剂、生理盐水、粗制促胰液素。

促胰液素的粗制方法:在急性动物实验后刚死亡的动物身上,从十二指肠起始部开始向下取约 70 cm 小肠。将小肠冲洗干净,纵向剪开,用刀柄刮取全部黏膜放入研钵,加入 10～15 ml 的 0.5% 盐酸溶液研磨。将得到的稀浆倒入烧杯中,加入 0.5% 盐酸溶液 100～150 ml,煮沸 10 min。用 10%～20% 氢氧化钠溶液趁热中和(用 pH 试纸或 pH 计检查)至中性,滤纸趁热过滤,得到粗制促胰液素,低温保存。

### 五、实验步骤
(1) 称重、麻醉、保定及气管插管(方法见实验 7)。

(2) 暴露迷走神经胃前神经丛:剪去腹部兔毛,沿腹白线从剑突向下做 4～5 cm 长的切口,将肝脏轻轻向上推,暴露出贲门与胃小弯交界处,剪开腹膜,即可见迷走神经胃前神经丛,穿线备用。

（3）分别在十二指肠上端和空肠上端穿一粗丝线，备用。

（4）胆总管插管：通过胆囊及胆囊管的位置，在十二指肠降支起始部位找到胆总管，轻轻将其分离后，紧靠十二指肠将胆总管穿线结扎。然后在胆总管上剪一斜口，插入细塑料管扎紧保定（图 5-25）。塑料管另一端连记滴器，胆汁滴信号输入生物信号采集与处理系统。

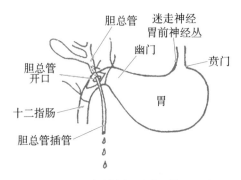

**图 5-25 胆总管插管法收集胆汁示意图**

（5）按图 5-26 连接实验装置，胆汁信号由通道 2 输入。

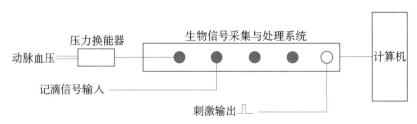

**图 5-26 实验 26 仪器连接示意图**

（6）运行实验软件，调节实验参数。

（7）观察项目：

1）记录静息状态下胆汁信号，连续记录 2～5 min。

2）用中等强度电脉冲刺激迷走神经胃前神经丛 2 min（刺激强度为 2 V，频率为 10 Hz，或根据实验情况而定）。

3）将分泌出的胆汁用生理盐水稀释 10 倍，耳缘静脉注射 5 ml。

4）耳缘静脉注射 1∶10 000 乙酰胆碱溶液 0.4～0.5 ml/kg。

5）将事先穿放在十二指肠上端和空肠上端的两根粗丝线扎紧。向十二指肠腔内注入 37℃温热的 0.5％盐酸溶液 25～40 ml。

6）耳缘静脉注射粗制促胰液素 5～10 ml。

7）耳缘静脉注射阿托品 0.5 mg，3 min 后重复观察项目 2～6 项试验。

## 六、注意事项

（1）肝脏非常容易出血，操作时须轻柔，避免锐利器械碰、划肝脏。

（2）胆总管附近血管丰富,分离时须仔细。

（3）胆总管壁薄、柔软而易折叠,插管时不要损伤。记录过程中,尤其在刺激迷走神经时,应避免其扭曲折叠。

（4）胆总管插管不必很深,以牢固保定为前提。

（5）插管前细塑料管内预先充满生理盐水,但收集分泌出的胆汁时,应弃去先前充入管内的生理盐水。

（6）腹部手术野在观察项目中应该用浸湿温热生理盐水的纱布遮盖。

（7）胆总管插管应尽可能一次插成,防止损伤黏膜面造成出血继而堵塞管道。

## 七、讨论与思考

（1）试述迷走神经在胆汁分泌调节中的作用。

（2）耳缘静脉注入胆汁稀释液为何能促进胆汁分泌?

（3）十二指肠内化学性刺激对胆汁分泌有何影响?

（4）促胰液素的作用机制是什么?

（5）如果需要分别观察各种因素对肝胆汁和胆囊胆汁分泌的影响,应如何设计实验?

### 实验 27　消化道平滑肌生理特性及药物对离体肠段的作用

## 一、实验目的

观察离体豚鼠回肠平滑肌的一般生理特性,分析不同药物对哺乳动物消化道平滑肌的作用及其机制。

## 二、实验动物

豚鼠。

## 三、实验药品与器材

洛氏液、“A”“B”液、1:1 000 阿托品溶液、1:10 000 苯海拉明溶液、1:100 氯化钡溶液、麦氏浴槽及恒温灌流系统、张力换能器、微调夹、铁支架、双凹夹、延伸棒、鳄鱼夹、L 形钩、生物信号采集与处理系统、氧气及供气系统、手术线、手术缝针、持针钳、恒温水浴锅、量筒、烧杯、培养皿、手术器械等。

## 四、实验步骤

1. **标本制作**　豚鼠铡刀断头后,迅即剖开腹腔,找到回盲部,在离其 2～3 cm 处剪取长 20～30 cm 的回肠一段,置于通氧的 38℃左右的洛氏液内轻轻漂洗;待肠腔内容物基本洗净后,将其分成数段,每段长约 2 cm,置上述洛氏液中备用。

2. **实验装置**　于实验前预热麦氏浴槽及仪器连接(图 5-27),张力换能器连接于生物信号采集与处理系统。麦氏浴槽内加入洛氏液 20 ml,并恒温于 38℃,标记液面高度。取上述备用回肠一段,两端均用缝针穿线,其一端连线固定于 L 形钩上,然后迅速移入麦氏浴槽中,将另一端连线连于张力换能器并保持连线垂直,调节位移器,使肠段产生约 1 g 后负荷的张力。将氧气管经针头从底部向麦氏浴槽缓慢通气(每秒钟 1～2 个小气泡,通氧速度过快会冲击肠段使基线不稳),以提高洛氏液的含氧量。

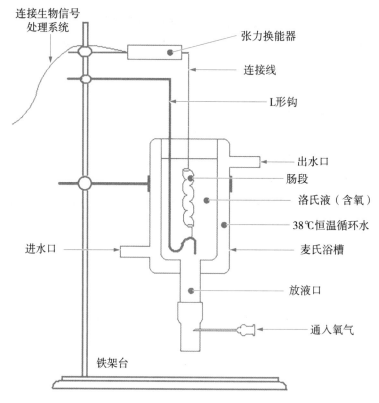

**图 5-27  离体肠段实验装置示意图**

3. **运行实验软件**  记录张力输入信号,连续记录和保存信号。

4. **观察温度对肠平滑肌运动的影响**

(1) 将浴槽内洛氏液温度维持在 38℃,观察并记录正常肠段运动,作对照。

(2) 用 25℃的洛氏液更换浴槽内 38℃洛氏液,观察并记录肠段运动的变化。

5. **观察药物作用对肠平滑肌运动的影响**  每次给药前先记录正常肠张力变化曲线,记录药物作用明显时的肠张力变化,然后用洛氏液洗涤三次(放空麦氏浴槽中含药物的洛氏液后,加入新鲜洛氏液为洗涤一次,以下简称换液),待前一个药物作用消失,再给予下一个药物。每一步操作均需做好标记。

给药顺序如下。

(1) 麦氏浴槽中洛氏液内加入"A"液 0.2 ml,待作用充分发挥后,换液。待肠张力恢复正常或平稳后,向洛氏液中加入"B"液 0.3 ml,观察并记录反应。换液。

（2）加入"A"液 0.2 ml,待作用明显后,加入 0.1％阿托品溶液 0.2 ml,观察并记录反应;待曲线恢复正常或稳定后再加入"A"液 0.2 ml(不换液),观察并记录反应;待曲线恢复正常或稳定后再加入"B"液 0.3 ml(不换液),观察并记录反应。换液。

（3）加入"B"液 0.3 ml,待作用明显后,加入 0.01％苯海拉明溶液 0.3 ml;待曲线恢复正常或稳定后再加入"B"液 0.3 ml,观察并记录反应;待曲线恢复正常或稳定后再加入"A"液 0.2 ml,观察并记录反应。换液。

（4）加入 1∶100 氯化钡溶液 0.2 ml,观察并记录反应,待作用达最高峰时(15 min 后),(不换液)加入 1∶1000 阿托品溶液 0.2 ml,观察并记录反应;待曲线恢复正常或稳定后(不换液)再加入 1∶10 000 苯海拉明溶液 0.3 ml,观察并记录反应。

（5）根据实验结果推断"A"液和"B"液成分,并分析机制。

### 五、注意事项

（1）制备好的离体肠段标本必须注意保温、通氧,洛氏液的成分及 pH 等各种条件是否合乎规定,在转移肠段的过程中要动作迅速,不能较长时间脱离洛氏液,洛氏液中要始终通氧。

（2）肠段标本与张力换能器之间的连线要保持垂直,松紧适当(使波形的高度适当),避免用力牵引肠段,并且使之不与麦氏浴槽内壁及槽内的 L 形钩杆相贴附。

（3）观察肠段的舒缩运动与计算机屏幕上的记录曲线是否一致,即收缩时,曲线上升,舒张时,曲线下降,如记录曲线收缩时下降,舒张时上升,可将张力换能器旋转 180°(旋转要在连线放松的状态下进行)。

（4）检查肠段是否发生扭动,如发生肠段扭动则应重新保定肠段。

（5）张力换能器切忌过度牵拉,以免损坏。

### 六、讨论与思考

（1）推测"A"液和"B"液各属于哪类药物?

（2）请分析"A"液、"B"液及氯化钡对肠平滑肌的作用结果说明什么? 其作用机制是什么?

（3）根据所绘曲线,讨论抗组胺药对平滑肌的作用。

（4）温度降低对消化道平滑肌的收缩运动有何影响?

## 第六节　泌尿系统实验

### 实验28　神经、体液和药物等因素对尿生成的影响

### 一、实验目的

掌握家兔输尿管插管术,学习家兔尿量的记录方法,观察神经、体液及药物等各种因素

对尿生成的影响。

## 二、实验原理

尿的生成过程包括肾小球滤过、肾小管和集合管的重吸收和分泌过程。肾小球滤过受滤过膜通透性、血浆胶体渗透压、肾小球血浆流量和肾小球毛细血管压等因素的影响，后两者又受肾交感神经及肾上腺素、去甲肾上腺素等体液因子的影响，肾小管重吸收受小管液中溶质浓度等因素的影响。此外，影响尿液浓缩和稀释机制的因素，影响抗利尿激素释放的因素，影响肾素-血管紧张素-醛固酮系统的因素及循环血容量、血压等都能对尿生成发生影响。

## 三、实验动物

家兔(2～3 kg)。

## 四、药品与器材

哺乳动物手术器械、保护电极、记滴器、压力换能器、生物信号采集与处理系统、输尿管插管、水浴锅、尿液分析仪或血糖仪、2 000 ml 烧杯；1.5％戊巴比妥钠溶液(或 20％氨基甲酸乙酯溶液)、0.1％肝素溶液、20％葡萄糖溶液、1∶100 000 去甲肾上腺素溶液、呋塞米(速尿)、尿液分析试纸或血糖试纸、生理盐水。

## 五、实验步骤

(1) 准备：称重，麻醉(1.5％戊巴比妥钠溶液 30 mg/kg，或 20％氨基甲酸乙酯溶液 750～1 000 mg/kg，耳缘静脉注射)，仰卧保定，气管插管。分离右侧颈迷走神经，穿线备用。分离一侧股动脉或颈总动脉，插管记录血压。有条件时可做一颈外静脉插管，外端连三通阀，以备静脉注射药物用(相关操作详细步骤见第三章第五节"二、手术")。

(2) 输尿管插管：行输尿管插管术(详细步骤见第三章第五节"二、手术")，见尿液从输尿管插管内慢慢逐滴流出。术毕用浸润温热(38℃左右)生理盐水的纱布将腹部切口盖住，以保持腹腔内温度。将插管连至记滴器。

(3) 按图 5 - 26 连接实验装置(见实验 26)，血压信号由通道 1 输入，尿滴信号由通道 2 输入。调节好压力放大器的位移和增益，D/A-1 或 D/A-2 的输出连接刺激电极，将幅度电位器顺时针方向调到最大(5 V)。

(4) 运行实验软件，选择"泌尿系统实验"相关项目。不同软件可有不同显示模式，有的软件仅需一个通道，显示血压信号，记滴信号在通道上方以液滴形式呈现；有的软件需 2 个通道，一个通道显示血压信号，另一通道显示记滴信号。

## 六、实验观察项目

(1) 记录静息状态下血压和尿滴信号。

（2）经耳缘静脉或颈外静脉插管缓慢注射 37℃注射用生理盐水 20 ml，观察血压和尿量变化。

（3）间歇刺激颈迷走神经：以中等强度重复脉冲，采取短暂间歇多次的刺激方法，刺激右侧颈迷走神经，使血压下降约 40 mmHg，并维持 1～2 min，观察尿量变化（也可以双线结扎右侧颈迷走神经，结扎点间距 1～2 mm，在结扎点间剪断神经后分别刺激外周端和中枢端，观察变化。注意思考和分析这几种操作间的区别）。

（4）注射高渗葡萄糖：先接取尿液测定尿糖（可根据条件选用尿液分析仪、血糖仪或班氏试剂法），然后由耳缘静脉或颈外静脉插管注射 20％葡萄糖溶液 5 ml，观察血压和尿量变化。在尿量明显增多时，取尿液再次测尿糖。待尿量恢复时，再次测尿糖。

（5）注射去甲肾上腺素：经耳缘静脉或颈外静脉插管注射 1：100 000 去甲肾上腺素溶液 5 ml，观察血压和尿量变化。

（6）注射呋塞米：经耳缘静脉或颈外静脉插管注射呋塞米 2 ml（1 mg/ml），观察血压和尿量变化。

### 七、实验补充项目

1. **放血** 分离另一侧股动脉，插管放血，使血压迅速下降至 80 mmHg（10.7 kPa）以下，观察血压和尿量变化。

2. **补充生理盐水** 放血后，再迅速从耳缘静脉或颈外静脉插管注射温热（约 37℃）生理盐水，观察血压和尿量变化。

### 八、注意事项

（1）每项观察均须有前后对照。

（2）输尿管插管时，如有损伤出血，易形成血凝块而堵塞管道。

（3）输尿管插管不能过度弯折或扭转，以免不畅。

（4）药物注射完毕后，应以生理盐水推净所有药物进入静脉。

### 九、讨论与思考

（1）静脉注射大量生理盐水引起尿液增加的机制是什么？和饮用大量纯水产生的变化有何不同？

（2）静脉注入 20％葡萄糖溶液 5 ml，尿量变化的机制是什么？

## 实验 29 急性肾衰竭

### 一、实验目的

（1）用氯化汞复制急性肾衰竭的动物模型。

（2）观察急性肾衰竭时内生肌酐清除率、尿蛋白、滤过钠排泄分数、血尿素氮、血钾和酚红排泄率等变化。

（3）加深理解急性肾衰竭的病因、发病机制和功能代谢变化。

### 二、实验原理

肾脏缺血和某些毒物（如重金属、肌红蛋白、毒素等）对肾小管会造成损坏，引发急性肾衰竭。通过测定血肌酐、血尿素氮等指标可反映肾功能损坏的情况。

### 三、实验动物

家兔（2~2.5 kg）。

### 四、实验药品与器材

1%氯化汞溶液、生理盐水、1%普鲁卡因溶液、0.2%肝素钠溶液、5%葡萄糖注射液、20%磺基水杨酸溶液、肌酐和尿素氮测定试剂盒；火焰光度计或电解质分析仪、分光光度计或酶标仪或生化分析仪、离心机、离心管、试管、移液器、手术器械。

### 五、实验观察指标

血肌酐、血尿素氮、尿肌酐、尿量、尿蛋白、内生肌酐清除率、血钠、尿钠、滤过钠排泄分数、酚红排泄率和血钾。

### 六、实验步骤

（1）复制模型：实验前48 h取2只家兔，称重后一只皮下注射1%氯化汞溶液1.2 ml/kg；另一只则在相同部位注射等量的生理盐水作为正常对照。

（2）输尿管插管（详细步骤见第三章第五节"二、手术"）。

（3）耳缘静脉注射5%葡萄糖溶液15 ml/kg（5 min内注完），以保证有足够的尿量。记录排尿量。尿液用无氨污染蒸馏水作1：100稀释，以备测定尿中肌酐含量。

（4）采血：颈部剪毛，1%普鲁卡因溶液局麻，作颈动脉插管。由颈动脉插管取血2 ml置于盛有0.2%肝素溶液0.1 ml的离心管内，充分混匀，离心（3 000 r/min，10 min）分离血浆；或取血2 ml直接置于清洁干燥的离心管内，静置，待凝固后离心（3 500 r/min，10 min）分离血清。以备测定血中肌酐和尿素氮、钾、钠浓度。

（5）按照肌酐试剂盒说明书，用分光光度计或酶标仪或生化分析仪测定血、尿肌酐含量，并计算内生肌酐清除率。

$$内生肌酐清除率(ml/min) = \frac{尿肌酐含量}{血肌酐含量} \times 尿量(ml/min)$$

（6）按照尿素氮试剂盒说明书，用分光光度计或酶标仪或生化分析仪，测定血尿素氮含量。

（7）血钾、钠和尿钠测定：取血清或血浆50 μl，用蒸馏水稀释100倍后，充分混匀，用火焰光度计或电解质分析仪测定钾、钠浓度;尿液作适当稀释后用同样方法测定其钠浓度。

（8）计算滤过钠排泄分数（$FE_{Na}$）和肾衰指数:

$$FE_{Na} = \frac{尿[Na^+]/\ 血浆[Na^+]}{尿[肌酐]/\ 血浆[肌酐]} \times 100$$

$$肾衰指数 = \frac{尿[Na^+]}{尿[肌酐]/\ 血[肌酐]}$$

（9）尿蛋白定性试验:取膀胱尿 5 ml,加入 20%磺基水杨酸溶液 1 ml,摇匀后即可在灯光下对着黑色背景对照表 5-9 观察尿液浑浊情况。

表 5-9 尿蛋白定性标准

| 尿液浑浊度 | 结果报告 | 蛋白含量(g/L) |
|---|---|---|
| 清澈透明 | — | <0.05 |
| 轻微浑浊,隐约可见 | ± | 0.05~0.1 |
| 明显白色浑浊,但无颗粒出现 | + | 0.1~0.5 |
| 明显浑浊,出现颗粒 | ++ | 0.5~2.0 |
| 明显浑浊,有絮状沉淀 | +++ | 2.0~5.0 |
| 严重浑浊,有大凝块 | ++++ | >5.0 |

观察结果时需注意:

1）本法敏感,能检出极微量蛋白,无临床意义。

2）判断结果应严格控制在 1 min 内,否则随时间延长可导致反应强度升级。

3）混浊尿应离心后取上清液做试验,强碱性尿应使用稀乙酸酸化尿液至 pH 5.0 后再做试验。

（10）形态学观察:处死动物,取出两侧肾脏,沿肾之凸面中部作一水平切面,深达肾盂,注意肾包膜情况,切面的色泽、皮质与髓质分界是否清楚等,并与对照组兔肾作比较。

### 七、注意事项

（1）肌酐试剂具有强碱性,若有接触,立即用大量流水冲洗;苦味酸可引起变态反应并具有爆炸性,配制时应先在容器内加少许蒸馏水,以防意外。

（2）根据不同仪器的要求,试剂与样本用量可按比例改变。

（3）测定结果的准确性依赖于仪器的校正和测定温度、时间的控制。

（4）正常家兔血清尿素氮含量 14~20 mg,急性氯化汞中毒性肾病家兔血清尿素氮为正常值的 1~2 倍。

（5）若样品中测定值过高（尿素浓度>43 mmol/L 或尿素氮浓度>120 mg/dL,肌酐浓度>2 mmol/L）时,应以无氨生理盐水稀释,计算时乘以稀释倍数。

（6）使用不同的试剂盒按照其说明书操作。

## 八、讨论与思考

（1）请叙述氯化汞引起急性肾衰竭的具体机制。

（2）所测定的各项指标反映了什么？为什么？

# 第七节　人体功能实验

## 实验 30　感觉器官生理实验
### ——视野的测定和声波的传导途径

[实验 30 - 1]视野的测定

## 一、实验目的

学习用视野计测定视野的方法，测定正常人的各色视野，了解测定视野的意义。

## 二、实验原理

单眼保定地注视前方一点时，该眼所能看到的范围，称为视野。视野的最大界限应以它和视轴形成的夹角大小来表示。在同一光照条件下，用不同颜色的目标物测得的视野大小不一。视野的大小可能与各种感光细胞在视网膜中的分布范围有关。

## 三、实验对象

人。

## 四、实验主要器材

视野计、各色（白、红、绿、蓝）视标、视野图纸、铅笔。

## 五、实验步骤

（1）了解视野计的结构（图 5 - 28），熟悉它的使用方法。

（2）将视野计放在光线充足的桌台上，受试者背对光线、面对视野计而坐。下颌靠在视野计的托颌架上，右侧眼眶下缘靠在眼眶托上，调节托颌架高度，使眼睛恰与弧架的中心点位于同一水平面上。

（3）将弧架转到水平位置，遮住左眼，令右眼注视弧架的中心点。

（4）实验者持视标（先用白色视标）沿弧架一端从周边向中心慢慢移动，随时询问受试者是否看到视标。当受试者回答已看见时，将视标向回移一段距离，再向中央移动，重复测试一次。待得出一致结果后，记下弧架上相应的经纬度，并及时标记在视野图纸（图 5 - 29）上。同法从弧架的另一端测得对侧刚能看见视标的度数，并记在视野图上。

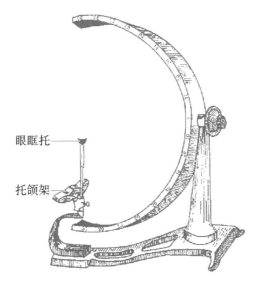

图 5-28　视野计结构

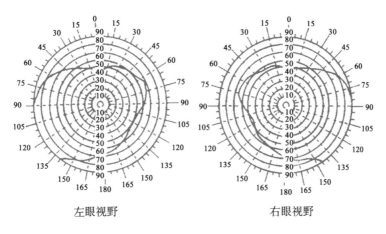

左眼视野　　　　　　　　右眼视野

图 5-29　视野图

（5）将弧架依顺时针转动 45°角,重复上述测定,如此继续,共测 4 次得到 8 个度数,将标在视野图纸上相应的 8 个点依次相连,便可得到白色视野范围。

（6）按同样的方法,测出红、绿、蓝各色视野,用彩笔画在视野图纸上(测定时必须确定受试者报告的结果是色觉视力)。

（7）用同法画出左眼的视野。

## 六、注意事项

（1）测试过程中,受试眼应始终凝视弧架中心点,否则测出的视野不准确。

（2）测试时,视标移动速度不宜过快。

## 七、讨论与思考

为什么测出的正常人视野都不呈圆形?

[实验 30 - 2]声波的传导途径

## 一、实验目的

了解气传导及骨传导的途径,学习通过音叉试验鉴别感音性耳聋和传音性耳聋的方法。

## 二、实验原理

声波经过外耳道引起鼓膜振动,再经听骨链和卵圆窗膜进入耳蜗,这是声波传导的主要途径,称为气传导。声波也可以直接引起颅骨的振动,再引起位于颞骨骨质中的耳蜗内淋巴的振动,这种传导途径称为骨传导。骨传导的敏感性比气传导低得多,因此,在正常听觉中的作用甚微。但当鼓膜或中耳病变引起气传导明显受损时,骨传导效应相对增强。

## 三、实验对象

人。

## 四、实验主要器材

音叉(频率 256 Hz 或 512 Hz)、棉花。

## 五、实验步骤

1. **比较同侧耳的气传导和骨传导(任内试验,Rinne test,RT)**

(1) 室内保持安静,受试者背对检查者而坐。检查者振动音叉后,立即将音叉柄置于受试者一侧颞骨乳突部(骨传导),此时受试者可听到音叉振动的响声,随后声音逐渐减弱。

(2) 当受试者刚刚听不到声音时,立即将音叉移至同侧外耳道口约 1 cm 处,则受试者应该又可重新听到响声。反之,先置振动的音叉于受试者外耳道口处,当刚听不到响声时,立即将音叉移到同侧颞骨乳突处,受试者应该听不到声响。

(3) 用棉球塞住同侧外耳道(模拟气传导障碍),重复上述实验步骤。

2. **比较两耳骨传导(魏伯试验,Weber test,WT)**

(1) 实验者振动音叉后,将音叉柄置于受试者前额正中发际处,注意两耳听到的声音强度是否相等。正常人两耳所感受的声音强度应基本相等。

(2) 用棉球塞住一侧外耳道,重复上述操作,询问受试者声音偏向哪侧?

## 六、注意事项

(1) 室内必须保持安静,以免影响听觉效果。

(2) 振动音叉时用力不要过猛,可用手掌、橡皮锤或在大腿上敲击,切忌在坚硬物体上敲击,以免损坏音叉。

（3）音叉放在外耳道口时,应使振动方向正对外耳道口,注意叉枝勿触及耳郭或头发。

### 七、讨论与思考

（1）正常人声波传导有哪些途径及特点?

（2）如何鉴别传音性耳聋和感音性耳聋,两者表现有何不同?

## 实验 31　人体血压、心脏和肺功能测定

［实验 31-1］人体动脉血压的测定

### 一、实验目的

了解间接测定动脉血压的原理;学习测定人体肱动脉的收缩压与舒张压的方法。学习和比较电子血压计、机械式血压计和水银血压计等不同血压测定工具的使用方法和测量结果。

### 二、实验原理

人体血压的测量部位通常为肱动脉。一般采用 Korotkoff 听诊法。通常血液在血管内流动时没有声音,如果血流经过狭窄处形成涡流,则可发出声音。当充气使缠缚于上臂的袖带内的压力加大,超过动脉收缩压时,肱动脉内的血流被完全阻断,从置于肱动脉受压段远端的听诊器中听不到任何声音,也触不到桡动脉的脉搏,此后慢慢放气减低袖带内压,当其压力低于肱动脉收缩压而高于舒张压时,血液将断续地流过受压的血管,形成涡流而发出声音,此时即可在肱动脉受压段远端听到声音,也可触到桡动脉脉搏。如果继续降压,当袖带内压等于舒张压时,则血管内血流由断续变成连续,声音突然由强变弱或消失。因此,刚能听到声音时的袖带内压相当于收缩压,而声音突变或消失时的袖带内压则相当于舒张压。

### 三、实验对象

人。

### 四、实验器材

各类血压计、听诊器。

### 五、实验步骤

（1）通过网络资源自学,了解不同血压计的工作原理和使用方法。

（2）测量动脉血压方法:

1）让受试者脱去一臂衣袖,静坐桌旁 5 min 以上。

2）松开血压计上橡皮气球的螺丝帽,驱出袖带内的残余气体,然后将螺丝帽旋紧。

3）让受试者前臂平放于桌上,手掌向上,使上臂与心脏位置等高,将袖带缠在该上臂,袖带下缘至少位于肘关节上 2 cm,松紧须适宜(图 5 - 30)。

4）将听诊器两耳器塞入外耳道,务必使耳器的弯曲方向与外耳道一致。

5）在肘窝内侧先用手指触及肱动脉脉搏所在,将听诊器探头置于其上。

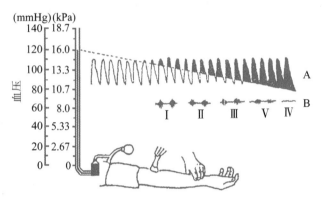

**图 5 - 30　动脉血压测定示意图**

注:Korotkoff 听诊法和触诊技术。A. 动脉血压搏动曲线;B. 听诊音记录曲线。

### 六、实验观察项目

（1）以水银血压计测量收缩压:用球阀将空气注入袖带,使血压计的水银柱逐渐上升到触不到桡动脉搏动为止,继续打气使水银柱再上升 20 mmHg(2. 67 kPa),随即松开球阀螺帽,以适当速度放气,随着袖带内压降低,水银柱缓慢下降,用听诊器在肘部肱动脉处仔细听诊,当出现第一声动脉音时,血压计上所示即为收缩压。

（2）以水银血压计测量舒张压:使袖带继续缓慢放气,这时声音有一系列的变化,先由低而高,而后由高突然变低,最后则完全消失。在声音由强突然变弱这一瞬间,血压计上所示水银柱刻度即代表舒张压。血压记录常以收缩压/舒张压 mmHg(kPa)表示。例如,收缩压为 120 mmHg(16.00 kPa),舒张压为 76 mmHg(10. 13 kPa)时,记为 120/76 mmHg(16. 00/10. 13 kPa)。

（3）根据说明书用电子血压计(臂式、腕式)、机械式血压计等测量血压,学会使用方法,比较血压测量结果。

（4）改变姿势或运动状态,如分别在坐姿、平卧、蹲踞、抬高手臂、适量运动后、屏气、深快呼吸等不同状态下测量血压。

### 七、注意事项

（1）室内保持安静,以利听诊。

（2）受测者必须静坐(有条件可平卧),上臂必须与心脏处于同一水平。

（3）袖带应平整地缠绕于上臂中部,松紧合适。

（4）听诊器探头放在肱动脉搏动处,不可用力压迫动脉。

（5）每次测量应在 30 s 内完成,否则将影响实验结果,且受试者将有手臂麻木感。重复测定时压力必须降到零后休息片刻再打气。

（6）不同类型的血压计可交替使用。

[实验 31 - 2]人体心电图的描记

## 一、实验目的

初步学习临床用心电图机的使用方法,辨认正常心电图的波形并了解其生理意义,学习心电图波形的基本测量分析方法。

## 二、实验原理

心肌在发生兴奋时有一定的程序,出现一系列的电位变化,这些电位变化通过心脏周围的组织和体液传导到全身。在体表,按一定的引导方法,把这些电位变化记录下来,所得到的图形就称为心电图。心电图对心搏起点的分析、传导功能的判断及房室肥大、心肌损伤的诊断有很大价值。

## 三、实验对象

人。

## 四、实验器材

酒精棉球、心电图机、导电膏。

## 五、实验步骤

**1. 心电图记录的操作步骤**

（1）接好心电图机的电源线、地线和导联线。打开电源开关,预热 3～5 min。

（2）受试者静卧放松。在手腕、足踝和胸前放置引导电极,接上导联线。为了保证导电良好,先用酒精棉球将放置引导电极部位的皮肤擦净,必要时使用导电膏。导联线的连接方法是红色——右手,黄色——左手,绿色——左足,黑色——右足,白色——胸前。调整心电图机参数,使 1 mV 标准电压推动描笔向上移动 10 mm。然后依次记录 Ⅰ、Ⅱ、Ⅲ、aVR、aVL、aVF、$V_1$、$V_3$、$V_5$ 导联的心电图。观察心电图,进行分析。

**2. 心电图分析**(参见《诊断学》)

（1）波幅和时间的测量

波幅:当 1 mV 的标准电压使基线上移 10 mm 时,纵坐标每一小格(1 mm)所示电压为 0.1 mV。测量波幅时,凡向上的波形,其波幅应从基线的上缘测量至波峰的顶点;凡向下的波形,其波幅应从基线的下缘测量至波谷的底点。

时程:心电图的走纸速度由心电图机固定转速的马达控制,一般分为 25 mm/s 和 50 mm/s 两种。常用 25 mm/s,即心电图纸上横坐标的每一小格(1 mm)所示时程为 0.04 s。

(2) 在心电图中辨认出 P 波、QRS 波群、T 波和 PR 间期、QT 间期、ST 段,进行下列项目的分析。

心率的测定:测量相邻的两个心动周期中 P 波与 P 波的间隔时间或 R 波与 R 波的间隔时间,按下列公式进行计算,求出心率。如心动周期之间的时间间距显著不等时,可将 5 个周期的 PP 间隔时间或 RR 间隔时间加以平均,取得平均值,代入公式。

$$心率(bpm) = \frac{60}{PP \text{ 或 } RR \text{ 间隔时间 s}}$$

心电图各波段的分析:测量 II 导联中 P 波、QRS 波群、T 波的时间和电压,并测定 PR 间期和 QT 间期的时间。

[实验 31 - 3]人体肺通气功能的测定

**一、实验目的**

了解常用的肺通气功能的测定方法及肺的正常通气量。

**二、实验原理**

肺通气功能测定是评定肺功能的指标之一。不同的呼吸参数能从各个侧面反映肺功能的情况。

**三、实验对象**

人。

**四、实验器材**

计算机、信号采集与处理系统、呼吸盒、流量头、清洁管、咬嘴、鼻夹。

**五、实验步骤**

(1) 仪器连接如图 5 - 31 所示。

(2) 启动软件,通道 1 记录呼吸流速(原始信号);通道 2 记录肺容量(积分曲线)。每次记录前如基线不为零,必须调零,防止容积积分曲线漂移。

(3) 受试者取舒适体位静坐于显示屏侧方,以避免心理因素的影响。口含咬嘴,夹鼻,用口呼吸。

(4) 待受试者准备就绪,开始连续记录,屏幕上出现呼吸流速和肺容量曲线。

(5) 受试者平静呼吸约 1 min,记录 5 个平静呼吸周期。各次呼吸气量的平均值,即为潮

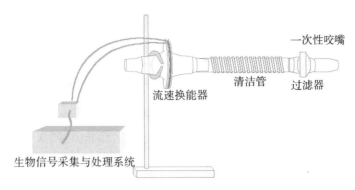

**图 5 - 31　实验 31 - 3 仪器连接示意图**

气量(VT)。

（6）受试者在最后一次平静呼气末迅速深吸气到最大程度,(不要屏气)立刻用力呼气至最大程度。

（7）恢复至平静呼吸数次。

（8）记录到的呼吸流速和肺容量曲线如图 5 - 32 所示。

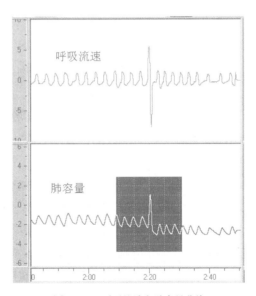

**图 5 - 32　呼吸流速和肺容量曲线**

（9）用软件自动分析功能,显示肺功能测定结果,观察以下指标。

1）潮气量(VT):平静呼吸时,各次呼吸气量的平均值,即为潮气量。

2）深吸气量(PIF):平静呼气末做最大吸气时所能吸入的气体量,称为深吸气量。

3）深呼气量(PEF):在平静吸气之末做最大呼气时所能呼出的气体量,称为深呼气量。

4）用力肺活量(FVC,时间肺活量):平静呼吸数次后,令受试者尽力作最大限度的深吸气,随即尽快作最大限度的深呼气,这一次最大限度的深呼吸气量,即为用力肺活量。

5）用力呼气量(FEV):在作一次深吸气后以最快的速度呼出气体,在一定时间内所能呼出的气量,称为用力呼气量。其中第一秒钟内呼出的气量称为1秒用力呼气量($FEV_1$),通常以它所占用力肺活量的百分数来表示,即$FEV_1/FVC\%$。

### 六、注意事项

(1) 受试者背对显示屏,以防人为因素干扰实验结果。

(2) 深吸气和深呼气应快速完成,需大口快速"哈气",而非缓慢"吹气"。

# 第八节　其他实验

## 实验 32　药物半数致死量($LD_{50}$)的测定

### 一、实验目的

(1) 学习和理解药物半数致死量($LD_{50}$)的概念、测定和计算方法。

(2) 掌握药物 $LD_{50}$ 的药理学意义及其与治疗指数的关系。

### 二、实验原理

药物效应按性质不同,分为量反应和质反应两种类型。药物效应指标在原来基础上可用数量增减来表示的称为量反应,如血压的升高、血糖的降低等。药物效应指标用有或无来表示的则称为质反应,如存活或死亡、阳性或阴性等。质反应实验通常将动物均匀分组,各组给予不同的剂量,观察各组内发生质反应动物数的百分率。在一定的剂量范围内,各组的反应率将随剂量的加大而递增。

半数致死量(lethal dose, $LD_{50}$)是指某种药物导致 $50\%$ 动物死亡的剂量,是衡量药物急性毒性大小的重要指标。$LD_{50}$ 可以根据动物实验结果经统计学处理后求得,剂量-反应关系比较灵敏,容易测得,且准确性高、误差小和易重复。

$LD_{50}$ 值愈小,表明该药毒性愈大;反之,$LD_{50}$ 值愈大,表明该药毒性愈低。同样,也可用半数有效量($ED_{50}$)来衡量药物的药效强弱。同一种动物、同一给药方法求得 $LD_{50}$ 与 $ED_{50}$ 之比为治疗指数(therapeutic index, TI),治疗指数 TI 可用来评价药物的安全性。TI 越大,表示药物越安全。测定 $LD_{50}$ 与 $ED_{50}$ 的实验方法基本相同。

$LD_{50}$ 也可以通过量-效关系的实验测得。Clark 研究证实,剂量对数值与质反应之间的量-效关系曲线为对称的 S 形曲线,为便于数学回归分析,需要将 S 形曲线转化为直线。Bliss 提出了剂量对数值与死亡概率单位之间的量-效关系为直线,即以剂量的对数值为横坐标,死亡概率单位为纵坐标作图,找出死亡 $50\%$ 的相应剂量,也可通过剂量对数值与死亡概率单位直线回归求出 $LD_{50}$(图 5-33)。

常用 TI 来衡量药物的安全性,TI 值越大,安全性越高。$TI = LD_{50}/ED_{50}$。用药的目的是希望药物对所有病人产生最高疗效而不发生毒性,TI 不能准确地表示最大效应时的毒性或

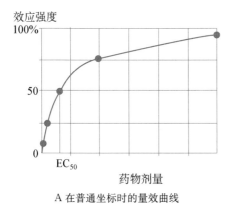

A 在普通坐标时的量效曲线

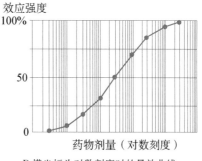

B 横坐标为对数刻度时的量效曲线

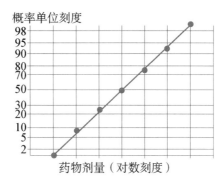

C 横坐标为对数刻度,纵坐标为概率单位刻度时的量效曲线

**图 5-33　药物的剂量效应曲线**

大多数病人有效剂量($ED_{95}$)与少数病人开始出现中毒死亡剂量($LD_5$)之间的差距。特别是有效的量效曲线和死亡的量效曲线不平行时,用 TI 来表示药物的安全性就会出现偏差,此时,可用安全范围(margin of safety)来评价药物的安全性。安全范围=$LD_5/ED_{95}$ 或 $LD_5$—$ED_{95}$ 的剂量距离。

$LD_{50}$ 的计算方法有多种,其中以 Bliss 法最为严谨,结果最精密,称之为概率单位正规法,申报新药一般采用此方法。本实验介绍较为常用并且计算方便的改良寇氏法。

### 三、实验动物

小鼠(50~60 只,体重 20 g 左右)。

### 四、实验药品与器材

不同浓度(1.108%、1.477 %、1.969%、2.625%、3.5%)的普鲁卡因溶液、5%苦味酸;天平、1 ml 注射器、鼠笼。

### 五、实验步骤

1. **分组**　小鼠称重,分为 5 组,每组 2 只。

2. **用药** 各组分别腹腔注射 5 种不同剂量的盐酸普鲁卡因溶液。

3. **观察、记录结果** 观察 2 h 内每组动物中毒症状,记录死亡数。汇集结果,求 $LD_{50}$。全班实验结果记入下表(表 5 - 10)。

表 5 - 10 小鼠给药剂量与死亡数统计表

药物_____ 室温_____

| 组别 | 剂量(mg/kg) | Log D | 动物数 | 死亡数 | 死亡率(%) | P | $LD_{50}$(mg/kg) |
|------|------------|-------|--------|--------|-----------|---|------------------|
| 1 | 110.8 | | | | | | |
| 2 | 147.7 | | | | | | |
| 3 | 196.9 | | | | | | |
| 4 | 262.5 | | | | | | |
| 5 | 350 | | | | | | |

4. **数据处理** 按以下公式计算 $LD_{50}$。

$$LD_{50} = Log^{-1}\left[X_m - I(\sum p - 0.5)\right]$$

式中:

$X_m$ = 最大剂量对数值

P = 动物死亡率(用小数表示)

$\sum p$ = 各组死亡率总和

I = 相邻两组剂量比值的对数(高剂量做分子)

将实验结果代入上述公式,求得:

$X_m = Log\underline{\qquad} = \underline{\qquad}$

$\sum p = \underline{\qquad}$

$I = Log\frac{\qquad}{\qquad} = Log\underline{\qquad} = \underline{\qquad}$

$LD_{50} = \underline{\qquad}(\quad)$

## 六、注意事项

(1) 要准确称取小鼠的重量。

(2) 抽取药液要准确。

(3) 腹腔给药时不能漏液。

## 七、讨论与思考

(1) 在目前新药研制过程中,为何都要测定 $LD_{50}$?请简述 $LD_{50}$ 在新药研究中的作用和意义。

(2) 请简述 $LD_{50}$ 药理学概念及意义。$LD_{50}$ 与治疗指数的关系如何。

（3）设有同类药物 A 和 B,已知 A 药的 $LD_{50}$ 为 50 mg/kg,$ED_{50}$ 为 5 mg/kg,B 药 $LD_{50}$ 为 40 mg/kg,$ED_{50}$ 为 2 mg/kg,问哪个药物较安全?

## 实验 33　全血水杨酸钠二室模型药物代谢动力学参数测定

### 一、实验目的

学习血浆药物浓度随时间变化的时量关系;学会绘制药时曲线;根据药时曲线及数学模型,学会常见药物代谢动力学参数的测定方法;学习药物半衰期的测定和计算方法并了解半衰期的临床意义。

### 二、实验原理

药物代谢动力学(pharmacokinetics)简称药代动力学、药动学,主要研究药物在体内的吸收、分布、代谢(生物转化)和排泄,运用药动学基本原理和数学模型,定量阐明机体内血药浓度随时间变化的规律以及机体对药物处置的速率,计算药物相关的药动学参数(如半衰期、表观分布容积、生物利用度等)。药动学的理论和方法广泛地应用于不同学科领域,为制订合理的临床用药方案、调控最佳用药剂量等提供理论依据,也是新药评价的主要内容。

药物药理学效应与作用部位的浓度密切相关,但作用部位的药物浓度往往不易测定,而收集并检测血液标本中药物浓度则较为方便,且血药浓度往往可成比例地反映作用部位的药物浓度。因此,以时间为横坐标,血药浓度为纵坐标绘出曲线,即为血药浓度-时间曲线,可反映出药物在体内的变化过程。利用该曲线建立数学模型,借助数学原理和方法系统地阐明该药的药动学特征。

为分析药物在体内运动(转运和转化)的动态规律,并采用数学方程式描述,就需要建立相应的数学模型来模拟体内变化过程(动力学模型),即房室模型。根据药动学特性不同,将房室数目分为一室(单室)、二室乃至多室模型。各房室模型分别有相应的数学方程式,可计算出一系列药动学参数,指导临床合理用药。

一室模型:将机体看做一个房室,给药后药物可立即均匀地分布在整个房室,并以一定速率从该室消除。将属于一室模型的药物单次静脉注射,以血药浓度对数值为纵坐标和时间为横坐标做图可得到一直线,即血药浓度-时间曲线呈单指数消除(图 5-34A)。

二室模型:由于药物在不同组织中必然存在分布速率的差别,故可将机体看作两个房室即中央室和周边室,并有两种转运速率。药物进入体内后可视为几乎立即分布到中央室,然后缓慢地分布到周边室。中央室包括血液、细胞外液及血流丰富的组织(如心、肝、肾、脑等组织);周边室包括血液量少、难以瞬时取得平衡的组织(如骨、脂肪、皮肤等)。该模型假定药物仅从中央室消除。符合二室模型规律的药物经单次快速静脉注射后,药物首先进入中央室,在中央室消除的同时,其也向周边室分布,二室模型的血药浓度-时间曲线如图 5-34B 所示。

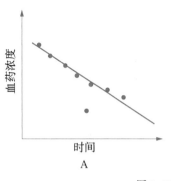
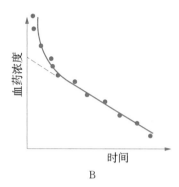

**图 5 - 34　血药浓度-时间曲线**

注:A. 一室模型;B. 二室模型。

通常,二室模型比一室模型更符合大多数药物的体内过程。对于某种具体药物属于哪种房室模型分布,需要根据实验结果(血药浓度-时间曲线)具体分析。根据血药浓度-时间曲线变化及房室模型类型,能计算出一系列重要的药动学参数。例如,半衰期(half-life time,$t_{1/2}$):指血浆药物浓度下降一半所需的时间,是衡量药物在体内消除快慢的参数。生物利用度(bioavailability,F):指药物剂型中能被吸收进入体循环的药物相对分量及速度,一般用吸收百分率或分数表示。表观分布容积(apparent volume of distribution,$V_d$):指体内药物总量按血浆药物浓度推算时所需的体液总容积。清除率(CL):机体清除器官在单位时间内清除药物的血浆容积。

零级动力学与一级动力学:零级动力学是指血药浓度按恒定消除速度(单位时间内消除的量)进行消除,与血药浓度无关,也称为定量消除。多数情况下,是体内药量过大,超过了机体最大消除能力所致。一级动力学是指血中药物消除速率与血中药物浓度成正比,血药浓度高,单位时间内消除的药量多,当血药浓度降低后,药物消除速率也按比例下降,也称为定比消除。绝大多数药物都按一级动力学消除。

水杨酸钠的测定原理:水杨酸钠在酸性环境中成为水杨酸,与三氯化铁生成一种络合物成紫色。该络合物可在 520 nm 产生吸收峰,此时的光密度值与浓度成正比。

### 三、实验动物

家兔(2.0～3.0 kg)。

### 四、实验器材和药品

手术器械、兔手术台、分光光度计、粗天平、离心机、注射器(1 ml、2 ml、5 ml、10 ml)、试管(10 ml)、离心管(10 ml)、移液器(1 ml、5 ml)、坐标纸、计算器、纱布、滤纸;10%三氯化铁溶液、10%三氯醋酸溶液、10%水杨酸钠溶液、0.04%水杨酸钠标准液、20%氨基甲酸乙酯溶液、0.1 U/L 肝素、生理盐水、蒸馏水等。

### 五、实验步骤与观察项目

**1. 分光光度计测定全血水杨酸钠浓度**

（1）离心管 11 支，编为 0～10 号。每管依次加入 10％三氯化铁溶液和 10％三氯醋酸溶液各 2 ml，9 号管（标准品对照管）再加 0.04％水杨酸钠标准液 0.6 ml，10 号管另加蒸馏水 0.6 ml（空白对照管），如表 5-11 所示。

表 5-11　水杨酸血药含量测定步骤

| 试管<br>（编号） | 10%三氯<br>醋酸(ml) | 10%三氯<br>化铁(ml) | 血<br>(ml) | 0.04%水杨<br>酸钠(ml) | 蒸馏水<br>(ml) | $D$ 值 | 药物浓度<br>($\mu$g/ml) |
|---|---|---|---|---|---|---|---|
| 给药管 0 | 2 | 2 | 0.6 | | 5 | | |
| 给药管 1 | 2 | 2 | 0.6 | | 5 | | |
| 给药管 2 | 2 | 2 | 0.6 | | 5 | | |
| ⋮ | ⋮ | ⋮ | ⋮ | | ⋮ | | |
| 给药管 8 | 2 | 2 | 0.6 | | 5 | | |
| 标准管 9 | 2 | 2 | | 0.6 | 5 | | |
| 标准管 10 | 2 | 2 | | | 5.6 | | |

（2）家兔 1 只，称重，将其于仰卧位保定在兔手术台上，兔耳缘静脉注射麻醉后，分离一侧颈外静脉，行颈外静脉插管术。

（3）用 0.1 U/L 肝素（配制溶液为生理盐水注射液）润湿的 1 ml 注射器采集该侧颈外静脉血 0.6 ml 加入 0 号管中，用干棉球轻压针孔处以防止出血。从已分离出的颈外静脉的对侧耳缘静脉注射 10％水杨酸钠溶液 2 ml/kg。准确记录给药完毕时间。给药完毕后的第 1、3、5、10、20、50、80 min 和 110 min 分别从颈外静脉采血 0.6 ml，依次加入 1～8 号管中（每次采血后要洗净注射器，并以 0.1 U/L 肝素润湿备用）。

（4）充分振摇搅拌 0～8 号管各 1 min，分别加入蒸馏水 5 ml 并搅拌 1 min，以 3000 r/min 离心 10 min，用移液器各取上清液 6 ml 备用。9 号和 10 号两管各加蒸馏水 5 ml，摇匀待用。

（5）在分光光度计上用波长为 510 nm，光径为 1 cm 比色皿，蒸馏水调零，测 0～10 号管光密度 $d_0$～$d_{10}$。各测试管水杨酸钠光密度与水杨酸钠含量按下列公式计算。

$$标准管水杨酸钠光密度\ D_9 = d_9 - d_{10}$$
$$测定管水杨酸钠光密度\ D_n = d_n - d_0$$
$$测定管水杨酸钠含量\ C_n(mg/L) = D_n/D_9 \times 400$$

**2. 绘制血药浓度-时间曲线**　按测得的血中水杨酸钠浓度取对数，以血药浓度对数值为纵坐标，对应时间为横坐标作点图，或直接以浓度对数值与时间在半对数纸上作图。并分析结果是否符合二室模型。

**3. 分析**　根据血药浓度-时间曲线，采用计算机软件分析计算药动学重要参数，如半衰期、表观分布容积、曲线下面积及清除率等。

## 六、注意事项

(1) 采血量要准确。每次吸取血样及滤液时,必须更换吸头。

(2) 以采血开始时间为血液样本时间,若未能按时采血,则以实际采血时间参数计算。

(3) 注射水杨酸钠溶液时动物会挣扎,注意保定兔头,注射应一次成功,否则会影响 α 相结果。

(4) 采血时,要先用 0.1 U/L 肝素润湿注射器和针头,采血后用肝素封管,避免血液凝固,每次采出血第 1 ml 弃去不用,再吸 2 ml 于离心管内。

(5) 给离心管、试管编号时应同时编上组号和管号,以防止离心时混淆。

## 七、讨论与思考

(1) 测定药物代谢动力学参数对药物的临床使用有何意义?

(2) 药物消除的常用参数有哪些? 有什么意义?

(3) 什么是房室模型? 请分析二室模型的特点。

(4) 零级、一级动力学中 $t_{1/2}$ 计算方式是否相同? 为什么?

## 实验 34　纳洛酮的催促戒断反应及药物的预防

### 一、实验目的

观察纳洛酮对吗啡依赖性小鼠的催促戒断症状作用及药物的预防。

### 二、实验原理

滥用阿片类麻醉药品可产生依赖性,主要表现为身体依赖性。一旦停药即出现痛苦异常的戒断症状。使用纳洛酮可使戒断症状出现更早、更剧烈,称为"催促戒断反应"。现在普遍认为阿片类戒断症状的出现与脑内蓝斑核的异常放电有关。中枢 $\alpha_2$ 受体激动剂可乐定通过抑制此核异常放电而改善阿片类的戒断症状。

### 三、实验动物

小鼠(雄性,3 只,20～25 g)。

### 四、实验药品与器材

0.2% 吗啡注射液,生理盐水,4% 可乐定溶液,0.06% 纳洛酮溶液,苦味酸溶液;1、2 ml 注射器,高型玻璃钟罩或圆形塑料桶(高 35 cm,直径 16 cm)。

### 五、实验步骤

1. 2日递增法建模　取小鼠 3 只,编号甲、乙、丙,分别为正常对照鼠、吗啡依赖模型鼠、可乐定预防鼠。称记体重后按表 5-12 方案,腹腔注射给药,建立吗啡依赖小鼠模型。小鼠仅自由饮水、进食,每日称体重。

表5-12　2日递增法给药方案

| 鼠号 | 用药 | 第一天 | | | | | 第二天 | |
|---|---|---|---|---|---|---|---|---|
| | | 9:00 | 10:00 | 11:00 | 13:00 | 15:00 | 9:00 | 11:00 |
| 甲 | 生理盐水(ml/10 g) | 0.04 | 0.08 | 0.13 | 0.25 | 0.5 | 0.5 | 0.5 |
| 乙、丙 | 0.2%吗啡(ml/10 g) | 0.04 | 0.08 | 0.13 | 0.25 | 0.5 | 0.5 | 0.5 |

2. 催促戒断症状　完成7次给药后,各鼠于第二天13:00腹腔注射0.06%纳洛酮0.1 ml/10 g催促戒断反应,注意丙鼠于纳洛酮催促前30 min腹腔注射4%可乐定0.1 ml/10 g。注射纳洛酮后,立即放入高型玻璃钟罩或圆形塑料桶中,观察记录20 min内小鼠跳跃次数(以小鼠四爪离地为1次),并观察小鼠活动状况(如呼吸急促、洗脸、腹泻、颤抖等)。

3. 统计实验结果　将全实验室的结果集中统计,用 $t$ 检验进行统计学处理,分析药物是否具有显著的预防作用(表5-13)。

表5-13　纳洛酮的催促戒断反应及药物的预防

| 组别 | 动物数 | 本组鼠诱发跳跃次数 | 全实验室诱发鼠跳跃次数的均数±SD | 预防作用是否显著 |
|---|---|---|---|---|
| 正常对照组 | | | | |
| 模型组 | | | | |
| 药物预防组 | | | | |

### 六、注意事项

纳洛酮的作用时间短,戒断症状的观察应在纳洛酮注射后30 min内进行。

### 七、讨论与思考

何谓药物依赖性? 哪些药物最容易形成依赖性? 应如何预防?

# 第九节　基于问题的设计性实验
(功能学科实验Ⅱ课程简介)

### 一、概述

目前国内基础医学实验教学普遍将实验内容分为:基础性实验、验证性实验、综合性实验、探索性实验和创新性实验等几个层次。功能学科实验课程,也有院校称为机能实验课程,是在近二十年来,将生理学、病理生理学和药理学的实验内容加以整合优化,形成的一门相对新兴的实验课程。从诞生之日起,功能学科实验课程就一直在探索如何将实验教学层次不断提高,以适应培养学生思维和能力的要求,目前国内大多研究型医学院校多采用整合式的综合性实验和创新性的自行设计实验相结合的模式。而招生规模更大或条件不允许的医学院校大多还没有全面开展创新性自行设计实验内容,仍停留在以综合性实验为主,并保留部分验证性实验的状态。2010 年前后,随着虚拟实验、慕课等先进教学技术的发展,功能学科实验课程也迅速采用了相关技术进行教学方法和教学内容的改革。这些技术的革新为翻转课堂、混合式教学等教学方法提供了更为丰富的课前课后学习资源,为实验教学打破时间和空间的局限奠定了基础,不仅在实验室和实验课上,而且在能够接入互联网的宿舍或家庭,在任何时间都能够进行实验课程的学习。

尽管医学功能学科实验课程一直在探索,做出了大幅的改革,全国各医学院校同行也不断提出新的观点和措施,但目前仍存在一些问题,这也正是我们一直尝试解决的。

(1)即使目前医学功能学科实验课程已经大幅度减少了验证性实验的内容,将这部分内容以虚拟实验的形式让学生自学,课堂实验主要以综合性实验为主,但是仍然没有根本性的改变传递/接受式教学模式的主导地位。

(2)创新性的自行设计实验虽然在一些研究型大学开展,但是由于经济成本、师资成本、时间成本和空间成本均较高,无法在更大范围内推广实施,受益的学生有限。并且,由于是创新性的研究内容,可能会出现最终没有阳性结果的问题,容易产生挫败感。

(3)功能学科实验课程自从理论课独立出来之后,好处是能够跨学科建设,但也存在和理论教学相对脱节的问题。同时,实验课程更多地关注动手操作、数据采集和结果处理等方面能力的培养,理论联系实际相对不足。

(4)受传统实验课教学模式的惯性影响,功能学科实验多采用短期急性实验,一次课的时间一般不超过 5 个学时,集中在半天完成。这就使得 PBL 等形式的讨论活动无法拥有充足的时间保障。

近年来,我们通过和兄弟院校同行广泛地交流,吸取了大量先进经验促进自身发展的同时,建设了以"基于问题的探索型设计性实验"为核心的功能学科实验Ⅱ课程,通过多年的探索和实践,积累了一定的经验和成果,形成了一门较为成熟的课程。本课程在先修课程功能学科实验Ⅰ的基础上,要求学生课前预习,利用网络教学资源,促使学生自主学习,同时将翻转课堂和 PBL 相结合,加强实验课和理论的联系,然后要求学生完全自主设计实验来解决自己提出的各种科学问题,验证自己提出的科学假说。这样的教学模式,将研究范围加以一定的限制,避免了创新性自行设计实验的高成本、低产出和不可控性,使学生利用传统经典实验的内容,通过研究型学习的形式,同样能够培养科学思维和创新能力,并获得不错的效果。

## 二、课程教学设计与实施

### (一)课程学习目标

为了紧扣"以学生为本,培养学生实践创新能力为核心"的教学理念,我们在医学功能学科实验课程中提出"用科学的视野发现问题、用科学的语言阐述问题、用科学的思维分析问题、用科学的方法解决问题、用科学的态度保留问题"的课程目标,将课程的重心调整为"方法比内容更重要,过程比结果更重要",最终使师生切身体会到"将有意义的实验变得有意思,将有创意的实验变得有深意"的课堂感受,激发师生的教学兴趣,促进学生知识、能力、思维、素质和胜任力的全面可持续发展。

基于问题的探索性设计实验中:学生课前自行预习准备掌握三基,通过网络资源、文献检索查阅等多种途径获取相关理论知识和实验技能,上课首先实际操作,进行预实验,检验课前准备是否可行和充分;然后观察预实验结果提出问题,结合课前准备,讨论和分析问题;之后根据提出的问题和讨论的结果,自行设计实验方案;最后正式实验,并收集结果数据,进一步分析验证问题;课后整理分析数据,结合参考文献资料,得出结论,撰写研究论文。

创新性实验设计方案撰写汇报答辩:要求学生进行原创的实验设计,并参照课题标书的要求,进行设计方案的撰写,然后组织汇报答辩。通过这样的环节,培养学生的创新能力,并理论联系实际,学以致用。条件允许时,课程资助学生进行自行设计实验,并对科学性、创新性、可行性俱佳的研究给予更多的资助,并帮助学生完成研究,发表论文。使每个学生能够完整地进行一次科研的全过程。

### (二) 课程学习考评

课程对学生成绩不再只依据实验报告、操作考试或笔试,而是涵盖课前准备、课堂讨论、预实验结果的整理分析、科学问题的提出、科学假说的形成、实验方案的设计、实验结果的统计学收集和分析、论文的撰写等多个环节,结合创新性实验设计方案的撰写、汇报、答辩等更多环节,通过学生自评、组内互评、组间互评、教师评价等多种路径,进行综合性全方位的立体形成性评价。这样的形成性评价不但有分值的评判,也有语言和文字的点评,并及时向学生反馈。

这样的考核方式更加全面客观,能够体现学生每一次实验的态度、知识、能力、思维以及团队合作精神等各个方面的收获和进步,同时也给他们今后的学习和研究积累经验和教训。

课程最终成绩由两部分组成:3个"基于问题的探索型设计性实验"每个占20%,合计60%;创新性实验设计方案占40%。每个"基于问题的探索型设计性实验"的20%成绩组成又包括:课前准备5%、课堂讨论和交流6%、实验结果和报告7%、实验规范和作风2%。其中,实验报告按照正式发表的科学论文格式进行书写。

40%的创新性实验设计方案的评分细则包括:①组内互评26%。组内总分为组员数×20,按在设计方案完成中工作量大小分配;方案的主要提出者加4分(并列则平均分配);汇报者加2分。②组间互评20%。综合评分(根据方案的质量、汇报及答辩表现等),满分20分。③教师评分49%。实验方案的科学性、创新性、可行性;表述的准确性、条理性、明晰性,满分25分;方案汇报、答辩表现、幻灯表达的条理性和明晰性,满分15分;创新分,对非常创新的实验最高得6分;答辩提问分,对能提出较高水平问题的个人最高得3分。④书写和格式5%,5分。

### (三) 课程学习活动

为了解决以上传统功能学科实验课程的各种问题,课程从结构上做了较大幅度的改革。

(1) 将传统功能学科实验课程分为两个阶段,分别开设功能学科实验Ⅰ和功能学科实验Ⅱ两门课程,在功能学科实验Ⅰ课程中,主要教授和培养学生的动手能力、实验技能和相关能力。在功能学科实验Ⅱ课程中,则将传统的实验课程模式大幅度舍弃,采用基于问题的探索型设计性实验作为课程的教学载体。摒弃了传统的传递/接受式教学模式,将每一个实验都作为一个或多个未知的研究课题来进行。学生通过自主学习,在每一次实验前通过提出问题、回答问题,查阅资料,搜索视频等方法,自行掌握相关的理论知识和实验方法;老师在实验课上不再讲解原理、方法、操作要点等,而是引导学生进行讨论,对学生确实无法解决的问题指明方向,甚至允许学生试错。

(2) 将一个实验从一次课的 5 个学时,增加到两次课的共 10 个学时,进行充分地深入研究:第一次课前就将必须的准备资料上网或发给学生进行课前准备,并撰写准备报告,第一次课堂上则首先让学生自己就实验相关所准备的理论、原理、方法、注意事项等进行深度讨论,然后进行预实验,解决实验操作中的各种问题,成功获取初步的结果,并对结果观察分析。这样在实验前采用 PBL 的形式,使学生对相关的理论知识理解更加深刻,解决了理论联系实际的问题。而在预实验过程中,更多地采用 TBL 的形式,充分强调学生小组内部对的分工合作,讨论交流,共同完成他们自己发布的任务。

(3) 还是在第一次课堂,预实验之后,通过对预实验结果的观察分析,结合理论,提出问题,并作为第二次课的研究方向。这一环节,提倡以"科学的视野发现问题并用科学的语言描述问题",倡导在细微处发现有价值的科学问题并加以描述,并利用掌握的知识,初步分析问题,提出问题可能的原因、原理和机制。

(4) 第一次课后,学生分组进行进一步讨论,制定第二次课的研究方案,按照立项标书的形式撰写开题报告。不同的学生在给定的实验方向里可以有不同的关注点和研究兴趣。甚至每个小组中,每个学生都可以根据自己的设计,收集不同的数据进行分析处理,得出个性化的结论。例如,在心血管活动和调节实验中,有的学生可能将肾上腺素的双向效应作为研究重点,关注不同剂量的肾上腺素对血压的不同作用,而有的学生可能更加关注不同刺激参数对迷走神经进行刺激引起的不同反应。这样既有合作,又有分工的形式,调动了每个学生的积极性,对实验既能够进行统筹和合作,又能够进行个性化的思考。

(5) 第二次课堂上,教师仅根据需要答疑或提供帮助,学生自行按照想要研究的目标和自己设计的方案进行实验,获得各自需要的结果和数据,并自己设计如何收集整理本组或多组的数据,进行统计学分析。两次课结束后,学生再根据自己的研究目标和所得结果,按照科学论文的格式撰写实验报告。

(6) 将传统实验重新梳理,精选出"神经干动作电位""失血性休克""心血管活动的调节"等实验作为课程内容,这样使实验的内容和方法以及所需的实验物资条件基本可控,避免了完全创新性的自行设计实验各类成本过高的问题。同时,每个内容都是经典实验,保证了实验的成功率,避免自行设计实验可能出现阴性结果的问题。并且可以让学生将多组的实验结果统一收集,获得充足的样本量,进行统计学分析,使结果更加可靠。此外,还可以让学生形成团队合作的习惯。

## 实验 35　心血管活动的调节与药物影响

### 一、引导问题

（1）心率有哪些分类方法，平均心率和瞬时心率分别如何定义和计算？两者有什么区别？体现在心电图上有什么表现？

（2）搜索一段正常人体心电图，注意观察心率相关的现象，尝试提出一些相关的问题，并给出相关的说明。什么是 HRV？

（3）对于一个动物或人，如何测定心率？请提出尽可能多的方法，并比较各自的利弊。本次实验你打算如何测心率？为什么？

（4）血压如何定义？血压有哪些类型？

（5）对于一个动物或人，如何测定血压？请提出尽可能多的方法。并比较各自的利弊。

（6）心率的调节有哪些途径？

（7）血压调节有哪些途径？

（8）肾素-血管紧张素-醛固酮系统影响心率、血压的主要机制是什么？

（9）降压药 ACEI 和 ARB 是什么？它们有何应用，作用机制，优、缺点？

（10）什么是主动脉神经？解剖结构和特征如何？有什么功能？在实验中有何意义？

（11）迷走神经如何影响心血管功能？

（12）交感神经如何影响心血管功能？

（13）夹闭颈总动脉可以引起血压如何变化，可能的原理是什么，请设计一组实验进行验证，并判定颈动脉窦大致的位置。

（14）查阅动脉环实验相关资料，大致如何进行，有何应用。如何判定血管环内皮完整？通过这个问题你可以联想到和实验相关的什么问题？

（15）乙酰胆碱对心率、血压有何影响？机制如何？

（16）已知有 4 种药物，去甲肾上腺素、肾上腺素、乙酰胆碱、普萘洛尔，设计一个动物实验鉴定出它们，并简单阐明机制。

（17）设计一个实验来检验减压神经是传出神经还是传入神经。

（18）什么是肾上腺素对血压的双相作用？机制是什么？在实验中是否普遍观察到这样的作用？如果没有看到，如何解释？如何改进或进一步探究？

（19）刺激迷走神经，观察动脉血压变化的实验中，有哪些不同的做法，各自的利弊是什么？设计一些环节验证并给出预期结果？

（20）实验指导中阿托品使用的目的是什么？预期结果可能有哪些？机制是什么（实验过程中注意观察并和答案比对进行验证）？

（21）脉压差是什么？脉压差形成机制是什么？变大或变小有何意义？肾上腺素、去甲肾上腺素、异丙肾上腺素对脉压差的影响是什么？机制是什么（实验过程中注意观察并和答案比对进行验证）？

（22）换能器是什么？其工作基本原理是什么？列举曾经使用过的换能器。什么是定标和调零，如何进行？

（23）刺激神经的主要参数有哪些？

（24）实验中先用激动剂再用阻断剂和先用阻断剂再用激动剂，有何区别，有何影响？单纯给予阻断剂，是否一定出现激动剂相反的效应？机制是什么？

（25）影响心血管活动调节的相关药物可以应用于临床的哪些方面？上课使用的药理教材中哪几个章节介绍的药物可供选择应用于本次实验？试着简单整理一下这些药物的分类和应用关系。

（26）尝试提出2个容易被忽略但又重要或有意义的问题，在课堂讨论时考问其他组同学，并能够给出正确或合理的答案。

## 二、实验准备要求

（1）了解心率和血压的各种调节因素和影响调节的因素。

（2）参考实验指导教材，设计预实验方案，验证各种调节机制。

（3）在预实验的基础上，分析结果，发现问题，提出假说，并提出解决问题的思路和方案，设计下一次实验的内容、步骤和方法。

## 三、实验动物

在以下实验动物中选择，并说明理由。

青蛙、蟾蜍、牛蛙、枪乌贼、家兔、大鼠、小鼠、豚鼠。

## 四、实验药品和器材

在以下提供的清单中选择，如有其他需求，需提前预约。

哺乳动物手术器械、蛙类手术器械、兔台、蛙板、兔箱、鼠板、棉绳、神经标本槽、神经屏蔽盒、生物信号采集与处理系统、电脑、张力换能器、压力换能器、丝线、注射器、三通阀、刺激保护电极引导电极、纱布、棉球、胶布、气管插管、动脉夹、蛙心夹、头皮针、铁架台、双凹夹、粗剪刀、颈动脉插管、股动脉插管、输尿管插管、肠系膜观察装置；任氏液、生理盐水、0.65％氯化钠溶液、1％氯化钾溶液、3 mol/L 氯化钾溶液、3％氯化钙溶液、1％利多卡因溶液、2％普鲁卡因溶液、20％氨基甲酸乙酯溶液、0.08％肝素溶液、3.8％枸橼酸钠溶液、1：10 000 肾上腺素溶液、1：10 000 去甲肾上腺素溶液、1：10 000 异丙肾上腺素溶液、1：100 阿托品溶液、1：1 000 酚妥拉明溶液、1：1 000 普萘洛尔溶液、1：10 000 乙酰胆碱溶液。

# 实验 36 失血性休克

## 一、引导病例

患者，男性，56 岁。因外伤致下肢股骨和胫腓骨多发性骨折并伴有开放性创伤，大量出血约1500 ml,后出现头晕、乏力、心悸、冷汗。体格检查:心率117次/分,呼吸23次/分,血压63/42 mmHg,皮肤黏膜苍白,少尿。

诊断:外伤性骨折(traumatic fracture)、失血性休克(hemorrhagic shock)。行清创术并输血500 ml、输林格氏液1000 ml后血压未见恢复,无自主意识,血压42/23 mmHg,无尿。气管插管给予呼吸机人工呼吸、心电监护;去甲肾上腺素静脉缓慢滴注8 mg,输血、输液等抗休克治疗后,血压升至95/65 mmHg,骨折择期手术。

**二、引导问题**

(1) 什么是休克? 休克的本质是什么?

(2) 根据病因,休克如何分类?

(3) 按血流动力学特征,休克如何分类?

(4) 对于常见的休克类型(感染性休克、心源性休克、过敏性休克、神经源性休克和低血容量性休克),想要制造实验性休克动物模型,如何进行? 针对不同的休克模型,你能查到哪些资料? 分别选取出一些相对容易实现的方法。

(5) 病例中哪些症状和检查结果和休克有关? 机制是什么?

(6) 失血性休克的病理生理学特征是什么?

(7) 在失血性休克发生发展中微循环改变有哪些?

(8) 病人为何表现少尿,甚至无尿? 其病理生理机制是什么?

(9) 失血性休克发生时,机体的神经-体液变化有哪些?

(10) 失血性休克有哪些抢救原则? 治疗休克的中心环节是什么? 病例中采用了哪些方法针对休克进行治疗? 还可以采用什么方法?

(11) 临床在休克治疗中,衡量抢救效果的重要指标是什么? 其影响因素有哪些? 病例中的病人是否得到了有效治疗?

(12) 影响动脉血压的因素有哪些?

(13) 如何制备失血性休克动物模型? 你能查阅到的资料中,不同单位或不同实验者的方法一样吗? 请将查阅到的资料分析比较说明。

(14) 实验采用什么动物为好? 为什么?

(15) 哺乳动物的双侧颈总动脉结扎以后,是否会死亡? 为什么? 相关解剖基础是什么?

(16) 为什么有些实验者选取股动脉插管放血的方法,有何利弊?

(17) 实验中能否通过一侧颈总动脉记录血压和放血? 这样的操作有何利弊?

(18) 双侧颈总动脉插管,一侧记录血压,另一侧放血有何利弊?

(19) 枸橼酸钠抗凝和肝素抗凝的机制有何区别? 如何在实验中选择使用? 各有什么利弊?

(20) 何为全身肝素化? 目的是什么? 对实验可能有何影响,分析利弊并提出使用注意事项。

(21) 肠系膜微循环如何观察,可以观察哪些指标? 请列举出几种目前常见的肠系膜微循环观察装置,分析其区别、利弊。如果让你改进装置,有何建议?

(22) 观察微循环时,如何判断区别动脉和静脉?

（23）实验中哪些条件可能影响失血性休克的发生发展？

（24）失血多少可以引起休克,代偿和失代偿的标准能否查到统一精确的数值？请给出能够引起失血性休克表现的失血量和速度。实验中需要放血多少来复制模型？如何判断模型复制成功？

（25）抢救过程中,使用去甲肾上腺素静脉注射的目的是什么？有何利弊？

（26）在休克的哪期宜应用扩血管药物给予治疗？为什么？

（27）治疗中应用扩血管药物和缩血管药物的目的分别是什么？各有何利弊？

（28）将放出的血完全回输或按照失血量输血能否有效治疗失血性休克？不同情况下会有什么不同结果？输葡萄糖盐水代替输血是否可行？输血和输液有何利弊？

### 三、实验准备要求

（1）分析上述病例,分析其发生休克的类型和机制,哪些症状和表现与休克相关？根据给定的条件,设计一个同类型的休克动物模型。

（2）设计一个简单的预实验方案、验证休克动物模型的复制方法,完善其中的细节。

（3）设计完整的实验方案,构建休克动物模型,观察休克发生发展中的特征性变化,并利用已有的条件对发生休克的动物进行实验性治疗。

### 四、实验动物

在以下实验动物中选择,并说明理由。

青蛙、蟾蜍、牛蛙、枪乌贼、家兔、大鼠、小鼠、豚鼠。

### 五、药品和器材

在以下提供的清单中选择,如有其他需求,需提前预约。

哺乳动物手术器械、蛙类手术器械、兔台、蛙板、兔箱、鼠板、棉绳、神经标本槽、神经屏蔽盒、生物信号采集与处理系统、电脑、张力换能器、压力换能器、丝线、注射器、三通阀、刺激保护电极引导电极、纱布、棉球、胶布、气管插管、动脉夹、蛙心夹、头皮针、铁架台、双凹夹、粗剪刀、颈动脉插管、股动脉插管、输尿管插管、肠系膜观察装置；任氏液、生理盐水、0.65%氯化钠溶液、1%氯化钾溶液、3 mol/L 氯化钾溶液、3%氯化钙溶液、1%利多卡因溶液、2%普鲁卡因溶液、20%氨基甲酸乙酯溶液、0.08%肝素溶液、3.8%枸橼酸钠溶液、1:10 000 肾上腺素溶液、1:10 000 去甲肾上腺素溶液、1:10 000 异丙肾上腺素溶液、1:100 阿托品溶液、1:1 000 酚妥拉明溶液、1:1 000 普萘洛尔溶液、1:10 000 乙酰胆碱溶液。

## 实验 37　神经干动作电位电生理特性研究

### 一、引导问题

（1）可兴奋细胞静息电位形成的机理。

（2）可兴奋细胞动作电位产生的机理,不同细胞的动作电位有何区别?

（3）请说出细胞动作电位的三个特性。

（4）可兴奋细胞发生兴奋后,其兴奋性有何变化? 各期与动作电位有何对应关系?

（5）何谓局部兴奋? 局部兴奋与动作电位比较有何特点?

（6）动作电位如何传播? 什么叫局部电流学说? 标本动作电位传导速度的影响因素有哪些?

（7）兴奋在同一神经纤维上是如何传导的?

（8）动作电位传导速度的影响因素有哪些?

（9）动作电位传导速度快慢与标本兴奋性是否相关?

（10）动作电位传导速度如何测定?

（11）钠通道有哪些功能状态?

（12）本实验中,刺激强度与动作电位振幅可能有什么关系? 可以说明哪些问题?

（13）何谓阈刺激、阈强度、最大刺激、最大刺激强度? 神经干标本的阈刺激反映的是什么? 神经干标本的最大刺激反映的是什么?

（14）请说出细胞外引导的动作电位与细胞内引导的动作电位的异同点。

（15）本实验的动作电位采用哪种引导方式?

（16）本实验的观察指标可以有哪些?

（17）本实验采用何种实验动物? 为什么采用该动物作为实验对象? 本实验采用什么标本?

（18）完整的标本应从何部位分离至何部位? 是否同时需要包含腓浅神经和腓深神经（胫神经）? 如果换用更小的实验动物如青蛙或蟾蜍,标本应如何分离?

（19）从神经干记录的动作电位与从单一神经纤维记录的动作电位有什么不同?

（20）实验标本含有哪些类型的神经纤维? 主要是哪类神经纤维?

（21）何谓刺激"三要素"?

（22）标本的质量可能对实验结果有什么影响?

（23）前人所做的神经干动作电位波形如何? 不同实验者所做的神经干动作电位图形是否一致? 你对波形的特征有何发现?

（24）形成神经干动作电位这样的特征形状的机制是什么? 请根据图形提出尽可能多的问题,例如,为什么神经干动作电位会形成双向动作电位? 并尝试给出尽可能多的假说来进行解释。

（25）请根据上述的发现,设计实验来验证你的假设。能否用不同的实验验证同一假设? 能否用同一实验验证不同的假设?

（26）刺激伪迹是否是本实验的特有现象? 什么是刺激伪迹? 其传导速度是多少? 刺激伪迹对本实验而言有何利弊?

（27）在神经干表面给予氯化钾、普鲁卡因对神经干各有什么影响? 其作用机理是什么?

（28）任氏液的成分是什么? 有何用途? 生理盐水、台氏液、克氏液和任氏液有何区别?

### 二、实验准备要求

（1）查阅其他实验者记录的神经干动作电位图形，找出最常见的图形；设计预实验方案以重复出结果进行验证。

（2）观察神经干动作电位的图形特征。

（3）提出这些特征产生的机制并设计实验进行验证。

### 三、实验动物

在以下实验动物中选择，并说明理由。

青蛙、蟾蜍、牛蛙、枪乌贼、家兔、大鼠、小鼠、豚鼠。

### 四、药品和器材

在以下提供的清单中选择，如有其他需求，需提前预约。

哺乳动物手术器械、蛙类手术器械、兔台、蛙板、兔箱、鼠板、棉绳、神经标本槽、神经屏蔽盒、生物信号采集与处理系统、电脑、张力换能器、压力换能器、丝线、注射器、三通阀、刺激保护电极引导电极、纱布、棉球、胶布、气管插管、动脉夹、蛙心夹、头皮针、铁架台、双凹夹、粗剪刀、颈动脉插管、股动脉插管、输尿管插管、肠系膜观察装置；任氏液、生理盐水、0.65％氯化钠溶液、1％氯化钾溶液、3 mol/L 氯化钾溶液、3％氯化钙溶液、1％利多卡因溶液、2％普鲁卡因溶液、20％氨基甲酸乙酯溶液、0.08％肝素溶液、3.8％枸橼酸钠溶液、1∶10 000 肾上腺素溶液、1∶10 000 去甲肾上腺素溶液、1∶10 000 异丙肾上腺素溶液、1∶100 阿托品溶液、1∶1 000 酚妥拉明溶液、1∶1 000 普萘洛尔溶液、1∶10 000 乙酰胆碱溶液。

# 第十节 自行设计实验

无论是基础性实验、验证性实验还是大部分以验证为目的的综合性实验，基本还是采用传统的以讲授、训练、重复、验证等以教师为中心的学习模式。尽管这样的教学方式能够使学生学到教学所要求掌握的知识，然而，学生的学习潜能和创新性思维的发挥却被束缚了，已经不符合当前基础医学实验教学的理念。

开设自行设计实验的目的是要改变学生被动学习的状态。通过自行设计实验可以充分调动学生的主观能动性，挖掘学生的学习潜能，激发学生的创造性思维和能力，启蒙学生的科研意识；在老师的必要指导下，以学生为中心，以问题为基础去探索和解决未知的问题，独自完成从提出问题→确立题目→实验设计→完成实验内容→结果总结分析→成文汇报的全过程。在整个自行设计实验的过程中，学生会遇到很多预想不到的问题和困难，在解决这些问题和困难的过程中，学生会得到很好的磨炼和升华，取得课堂教学所达不到的效果。

自行设计实验的基本步骤分述如下。

## 一、立题

### （一）发现并提出科学问题

根据自己的兴趣或对事物的观察提出要解决的问题,初步确立要研究的题目。

### （二）根据理论提出科学假说

针对问题或疑问,假设问题可能发生的原因是什么或用什么方法解决问题。

### （三）查阅文献

根据假设,凭借已学的知识查阅相关文献,深入了解问题所涉及的相关专业知识和国内外的研究现状,从中获得对自己观点的支持与否和解释。

### （四）确立题目

在假设是基本可信的基础上,通过集体讨论酝酿,确立一个既有科学性又有一定新意的、具有可操作性的题目。

### （五）实验资金和时间

将受到一定资金金额上限和实验时间的限制。

## 二、实验设计

题目确立后,实验设计是极重要的一环。

### （一）实验设计的基本内容和步骤

（1）围绕研究目的,明确实验要解决的问题。

（2）确定研究对象及其数量。

（3）确定处理因素（干预措施）。

（4）确定实验的观察指标。

（5）明确实验方法和实验次序。

（6）明确实验误差的控制方法。

（7）确定实验数据的收集方式。

（8）确定数据整理和统计分析方法。

### （二）医学实验研究的基本要素

1. **受试对象**　受试对象（object）又称研究对象,是处理因素作用的客体,实际上他（它）所代表的就是根据研究目的而确定的观察目标总体。应明确规定受试对象的纳入标准和排除标准,以保证他（它）们的同质性,并从可行性、依从性、对处理因素的敏感性及伦理等方面综合考虑受试对象的选择确定。

2. **处理因素**　处理因素（treatment，study factor）是根据研究目的施加于受试对象的外界干预。

确定处理因素应注意:

（1）分清处理因素和非处理因素（混杂因素）。

（2）明确主要的处理因素和非处理素。

（3）保持处理因素恒定不变,即处理因素的标准化。

3. **实验效应** 实验效应(experimental effect)是处理因素作用于受试对象的反应和结局,它通过观察指标来体现。选择确定观察指标应注意以下几个方面。

(1) 关联性:指标应与研究目的有本质的联系,能确切反映处理因素的效应,且数量要适当。

(2) 客观性:客观指标是借助测量仪器和检验等手段来反映的观察结果,具有较好的真实性和可靠性。主观指标往往是人为的定性判断,易受心理因素影响。应尽量选择客观、定量的指标作为实验效应指标。

(3) 指标的准确度和精密度:准确度(accuracy)指观察值与其值的接近程度,受系统误差的影响;精密度(precision)指重复观察时,观察值与其均数的接近程度,受随机误差的影响。对准确度和精密度都要有控制标准。

(4) 指标的特异度和敏感度:特异度(specificity)反映指标鉴别真阴性的能力,敏感度(sensitivity)反映其检出真阳性的能力。高特异性和高敏感性是指标可用性的体现。

**(三) 实验设计的基本原则**

1. **对照原则** 正确设立对照组可控制实验过程中非实验因素的影响,减少实验结果的偏差,从而使处理因素的效应充分地显露出来。因此,实验设计时应遵守对照原则(principle of control)。

对照的类型如下。

(1) 空白对照(blank control):不给对照组的受试对象任何处理,其他实验条件与实验组相同。

(2) 标准对照(standardized control):用现有的标准值或正常值作对照。

(3) 自身对照(self control):同一受试对象既作对照者,又作实验者接受处理,即对照和处理在同一受试对象身上进行。

(4) 实验对照(experimental control):采用与实验组操作条件一致的对照措施。

(5) 安慰剂对照(placebo control):采用一种无药理作用的物质,其剂型或处置不为受试者识别,称为安慰剂。

2. **随机化原则** 随机化原则(principle of random)是用随机的方式将处理分配给受试对象,使每个对象分到实验组与对照组的机会相同。随机化是保证非处理因素在组间达到均衡一致的重要手段之一,也是用统计方法进行资料分析的基础。

常用的随机化方法有抽签、计算(器)机产生随机数、使用随机数字表和随机排列表等。

3. **重复原则** 重复原则(principle of replication)是指处理组与对照组的受试者应具有一定的数量,即应有一定的样本含量(sample size)。重复的主要目的是避免偶然现象的影响,正确估计实验误差,并将其降低到最低限度。

样本量的确定要考虑研究目的、研究条件、实验的误差控制要求等多方面因素,事先应确定容许的第Ⅰ类错误和第Ⅱ类错误的概率,并对总体标准差及两总体参数差异的大小等有所了解。

**（四）常用的实验设计类型**

1. **完全随机设计** 完全随机设计（completely randomized design）又称简单随机分组设计，它是将同质的受试对象随机地分配到各处理组，再观察其实验效应，并进行两个样本或多个样本间效应指标的比较。

优点：设计简单，易于实施。

缺点：实验效率低，只研究一个处理因素。

统计分析方法：$t$ 检验、方差分析或秩和检验。

2. **配对设计** 配对设计（paired design）是将受试对象按一定的条件或某些特征（非处理因素，如年龄、性别、体重等相近的两个对象）配成对子，再将每对中的两个受试对象随机分配到不同处理组。配对设计可增强处理组间的均衡性，减少随机误差，提高实验效率。

形式：自身配对、同源配对、条件相近者配对。

优点．处理组间可比性好。抽样误差小，所需样本含量较小。

缺点：当配对条件严格时，不易达到要求。

统计分析方法：配对 $t$ 检验或 Wilcoxon 符号秩和检验。

3. **交叉设计** 交叉设计（cross-over design）是一种特殊的自身对照设计。以两阶段交叉设计为例，每个受试对象可以是两个时间段分别接受 A、B 两种处理。随机将受试对象等分为两组，第一组受试对象的处理顺序是先 A 后 B，另一组受试对象的处理顺序相反，即先 B 后 A。因为两种处理方式在研究过程的两个阶段中交叉进行，故称为交叉设计。

优点：平衡实验顺序的影响，将实验方法之间的差别、时间先后和受试者之间的差别区分开来；节约样本量。

缺点：要求无残留效应，应用受到一定限制。

统计分析方法：方差分析或秩和检验。

4. **随机区组设计** 随机区组设计（randomized block design）是配对设计的扩展（处理数 >2)，又称配伍组设计或随机单位组设计。先按影响实验结果的非处理因素相同或相近的原则将受试对象配成区组（block)，再分别将各区组内的受试对象随机分配到各处理组或对照组。区组受试对象数取决于处理组数，区组数取决于各处理组的实验对象数。

优点：处理组间均衡性好，实验误差小，实验效率高。

缺点：区组内实验对象数与处理数相同，且处理数不能过多，至多不超过 20 个，最好 10 个左右。因处理数多，区组必然增大，局部控制的效率降低。

统计分析方法：方差分析。

5. **析因设计** 析因设计（factorial design）是将两个或多个因素的各个水平进行排列组合，交叉分组进行实验，用于分析各因素间的交互作用、比较各因素不同水平的平均效应和因素间不同水平组合下的平均效应，寻找最佳组合。

优点：可揭示存在的交互作用，全面高效。

缺点：当因素较多时，所需实验单位和处理数剧增，工作量大。

统计分析方法：析因设计的方差分析。

6. **正交设计** 正交实验设计（orthogonal experimental design）是研究多因素多水平的又一种设计方法，它是根据正交性从全面试验中挑选出部分有代表性的点进行试验，这些有代表性的点具备了"均匀分散，齐整可比"的特点，正交设计与析因设计相比大大减少了实验次数，是一种高效率、快速、经济的实验设计方法。日本著名的统计学家田口玄一将正交试验选择的水平组合列成表格，称为正交表。例如，作一个三因素三水平的实验，按全面实验要求，须进行 $3^3 = 27$ 种组合的实验，且尚未考虑每一组合的重复数。若按 $L_9(3^3)$ 正交表安排实验，只需作 9 次，显然大大减少了工作量。由于用特定的表格进行设计，只要了解它的性质，能正确选定正交表，就可达到应用目的，很容易掌握。因而，正交实验设计在很多领域的研究中已经得到广泛应用。

优点：适合多因素多水平的实验，节省实验次数，设计简单，分析可靠。

缺点：当因素的水平不同时，没有现成的正交表可以选用，在正交设计时会增加一定的难度，因而在使用正交实验设计法时选择合适的正交表是很重要的。

统计方法：直观分析，方差分析。

（五）确定样本量

确定适当的样本量，既可以节约资源，又能控制实验误差，取得准确的研究结果。

1. **确定样本量的条件**

（1）设定检验水准（显著性水平），即第 I 类错误的概率 $\alpha$。这就是希望在 $\alpha = 0.05$ 的水准上发现差别，还是希望在 $\alpha = 0.01$ 的水准上发现差别。$\alpha$ 取值越小，所需样本 $n$ 越大。如无特殊，一般取 $\alpha = 0.05$ 或 $\alpha = 0.01$。同时还应明确是单侧还是双侧检验。

（2）设定检验的第 II 类错误概率 $\beta$ 或检验效能 $1-\beta$。$1-\beta$ 的意思是：如果两组确有差别，则在每 100 次实验中平均能出现差别的概率。一般要求 $1-\beta \geqslant 0.75$。$1-\beta$ 越高，则所需例数越多。

确定检验水准和检验效能，实际上是如何确定假设检验时犯第 I 类错误的概率 $\alpha$ 和犯第 II 类错误的概率 $\beta$，$\alpha$ 和 $\beta$ 的大小应根据第 I 类错误和第 II 类错误的危害性来决定。以新药疗效论证的临床试验为例，第 I 类错误是将疗效与对照药本无差别的新药误认为比对照药的疗效好，第 II 类错误是将疗效优于对照药的新药误认为与对照药的疗效相同。如果新药的生产成本低于对照药，且不良反应比对照药小，不妨将 $\alpha$ 和 $\beta$ 定得小一些，如 $\alpha = 0.01$，$\beta = 0.05$。反之，若新药的生产成本高于对照药或不良反应比对照药大，应将 $\alpha$ 和 $\beta$ 定得略大一些，如 $\alpha = 0.05$，$\beta = 0.2$。检验效能 $1-\beta$ 就是优秀药物经过实验被发现的概率。当研究者倾向接受 $H_1$（有效假设）时，$1-\beta$ 应取较大的值，如 0.95、0.99。

（3）处理组之间的差别 $\delta$（容许误差）的估计，可通过预实验或根据专业知识估计。处理组之间差别 $\delta$ 越小，则需要的样本量越大。

（4）总体标准差 $\sigma$、总体率 $\pi$、总体均数 $\mu$ 的估计，可根据预实验、查阅文献或专业知识判断。$\sigma$ 越大，则需要的样本量越大。

单侧检验所需的样本量少于双侧检验的样本量。

2. 常用样本量估计方法

（1）样本均数与总体均数的比较（或配对比较）：

$$n = \left[\frac{(u_\alpha + u_\beta)\sigma}{\delta}\right]^2$$

其中 $n$ 为每组的样本含量,配对比较时,$n$ 为对子数。$\sigma$ 为总体标准差的估计值,配对比较时为差值的总体标准差的估计值。$\alpha$ 有单双侧之分,$\beta$ 只取单侧。

（2）两样本均数比较：

$$n_1 = n_2 = 2\left[\frac{(u_\alpha + u_\beta)\sigma}{\delta}\right]$$

（3）样本率与总体率的比较（大样本）：

$$n = \pi_0(1 - \pi_0)\left(\frac{u_\alpha + u_\beta}{\delta}\right)^2$$

$\pi_0$ 是已知总体率,$\delta = \pi_0 - \pi_1$。

（4）两样本率比较,当例数相等时：

$$n_1 = n_2 = \frac{1}{2}\left(\frac{u_\alpha + u_\beta}{\sin^{-1}\sqrt{p_1} - \sin^{-1}\sqrt{p_2}}\right)^2$$

式中 $p_1$、$p_2$ 为两总体率的估计值,$\sin^{-1}$ 的单位为弧度。

### 三、撰写实验方案

根据实验设计的框架书写实验方案。实验方案的内容和格式基本如下。

（一）基本信息

题目、设计者（组员）、班级。

（二）立题依据

立题的理由、实验的目的和意义、欲解决的问题和国内外研究现状。

（三）研究内容、方法和技术路线

研究哪些项目,设立哪些观察指标,采用什么方法,并阐述其理由;整个实验进程的安排。

（四）预期结果

立题时所期望得到的结果。

（五）可能遇到的困难和问题及解决措施

预先设想好实验中可能会遇到的问题和困难,并安排好和列出解决预案。

（六）动物、药品、器材的详细预算

1. 动物 品种、性别、体重、数量、使用时间。

2. 药品 规格（即药品的单位剂量,如毫克/毫升、毫克/片等）、剂型（如针剂、片剂、粉剂）和使用总量。

3. 器材　型号、规格和数量。

4. 其他　联系人及联系方式(电话)。

### 四、审阅方案

写好的方案上交后,由相关学科的老师从科学性、创新性和可行性等方面对方案进行审阅,并反馈书面意见;不合格的方案将被要求重写或被取消。

### 五、修改方案

根据老师提出的意见,对方案进行修改并向指导老师汇报修改的结果,征得老师的意见后,再对方案作进一步完善。

### 六、实验准备

学生根据实验内容和预算上所列物品清单,提前向指定实验室的管理老师领取所需的药品及器材等,并在实验开始前按要求做好药品、试剂的配制和动物的预处理。

### 七、预实验

学生可利用实验课时间,也可另行安排时间进行预实验(在非实验课时间进行实验需提前向实验室管理老师进行预约)。实验中做好各项实验的原始记录,整理好实验结果并将预实验结果向指导老师进行汇报,如有需要更改、重做和补充的地方,在正式实验时加以更正。如指导老师认为预实验结果已达到要求,则实验即告完成,不必再进行正式实验,可以进行数据整理、论文写作和汇报幻灯片制作。

### 八、正式实验

如预实验未能满足研究需要,则需要进一步完善或补充实验内容,获得预期的实验结果。

### 九、写论文及制作幻灯

将实验所得的数据进行整理分析,并参考表 5-14 的格式书写论文并制作汇报 PPT。在论文答辩前上交论文和 PPT 的电子版(评分时用并存档)。

表 5-14　论文书写格式

| 内容 | 格　式 |
| --- | --- |
| 题目 | 黑体,小三号,居中(25 个字以内),下空一行(五号字) |
| 作者 | 仿宋体,小四号,居中;姓名间空 2 格(英文用逗号分隔),后加指导老师姓名 |
| 单位 | 宋体,六号,居中,加括号,例:(复旦大学上海医学院＊＊级＊＊班　上海　200032),下空一行 |
| 摘要 | "摘要"2 个字加【】,黑体,小五号;目的、方法、结果、结论等小标题亦用黑体,小五号,后空 2 格接正文,正文为宋体小五号;整段左、右各缩进 2 字符 |
| 关键词 | "关键词"3 个字加【】,黑体,小五号;关键词为宋体小五号,用";"隔开 |

| 内容 | 格　式 |
|---|---|
| 英文摘要 | 与上空一行,内容包括题目、作者、单位、摘要和关键词等,相应格式除字体全用 Times New Roman,原黑体改成加粗,作者间用逗号分隔外,其余同上述相应条目格式 |
| 正文部分 | 以下正文部分分为两栏,如果图、表较宽可不分栏;除大标题外,行距为 18 磅;在被引用内容的句末右上角(上标)用"[ ]"标注参考文献序号 |
| 引言 | 与上空一行,宋体,五号,行距为 18 磅,首行缩进 2 字符 |
| 材料与方法 | 标题"材料与方法"为宋体,四号,居中,字间空 1 格,段前后设 0.5 行距;其下一级小标题用黑体字,首行缩进 2 字符,后空 2 格接正文;二级小标题以 1. 2. 3. 4. ……为序换行排列,首行缩进 2 字符,题目字体用宋体,五号,后加":"接正文;正文均为宋体,五号,行距为 18 磅,首行缩进 2 字符;三级小标题用(1)(2)(3),余同二级小标题 |
| 结果 | 同材料与方法,"结果"两字间空 6 格 |
| 表格 | 标题位于表格上方,黑体,小五号,居中;表格内容为宋体小五号;数张表格用"表 1. 表 2. 表 3. ……"排序;注释位于表格下方,宋体,六号,左对齐 |
| 图 | 图题位于图下方,黑体,小五号,居中;数张图用"图 1. 图 2. 图 3. ……"排序;注释置于标题下,宋体,六号,同图宽左对齐 |
| 讨论 | 同材料与方法,"讨论"两字间空 6 格 |
| 参考文献 | 与上空一行,标题为黑体,小五号,居中,字间空 2 格;下面文献以 1. 2. 3. 4. ……逐条换行排列(注意序数标点与此相同,"。"为全角点),左对齐,自动换行悬挂缩进对齐文字,六号字 |
| 杂志 | 例:作者 1,作者 2,作者 3,等. 题目. 杂志名(中文楷体,英文斜体),年份,卷(期):起页;除杂志名外,中文均为宋体,英文为 Times New Roman 字体,全为六号字(注意标点与此相同,其中句号"."为全角点) |
| 图书 | 例:作者 1,作者 2,作者 3,等. 文章题目,见:＊＊＊主编. 书名(第＊版). 出版地:出版社,年,页(注意标点与此相同,其中句号"."为全角点)(除出版地:出版社为中文楷体,英文斜体外,其余均为宋体,全部为六号字) |

## 十、汇报、答辩

由实验小组选派代表,在规定时间内(一般为 10 min 左右)向老师和全班同学汇报实验工作(论文),汇报后老师和全班同学提问,全组同学进行答辩。

汇报内容(即制作 PPT 的内容,利用论文的内容制作)包括:①题目、作者(小组成员)、指导老师。②立题依据。题目的研究目的、意义,以及所要解决的问题,国内外大致研究现状。③材料与方法。对材料作简略介绍,对引用、改良或创新的方法及其依据作简要说明。④结果。对实验所获得的结果,用图、表、照片、文字等数据来作客观的展示,并可作必要的说明(不作讨论)。⑤讨论。对实验所选用的研究项目和观察指标的目的、意义及其依据进行阐释,对实验结果的可靠性、正确性,以及是否达到了实验设计所预想的目标进行讨论,对方案设计和实验实施过程中存在的问题作必要的说明,并对本课题的进一步改进或深入提出设想和展望。⑥结论。对实验是否达到目的进行总结。⑦参考文献。⑧致谢。对完成实验给予帮助的老师和同学表示感谢。

## 十一、评分

评分由老师评、学生小组互评和小组内评三部分组成,依据是每组每个学生在整个过程中的具体表现(参与程度、动手能力、论文质量及汇报答辩表现等情况),各部分成绩折成总分汇入总成绩。

评分依据和细则如下。

**（一）小组内评**

（1）在自行设计实验中所完成工作量大小,满分25分,工作量明显不足者×0.5,不参加者0分。

（2）论文的第一作者加5分(论文作者名次的排序依据是在整个实验中起主导作用者或实验方案的主要设计者的排序,并非书写论文者为第一作者)。

（3）论文汇报者加5分。

**（二）小组互评**

综合评分(根据论文质量、汇报及答辩表现等),满分25分。

**（三）教师评**

（1）实验论文的科学性、创新性,结果的真实性、准确性和讨论的条理性、明晰性,满分20分。

（2）论文汇报和答辩表现,论文书写和PPT表达的条理性和明晰性,满分20分。

（3）创新附加分:对完全创新的实验最高加5分。

（4）难度附加分:对难度相对较高的实验且成功完成的最高加5分。

（5）答辩提问附加分:对能提出较高水平问题的个人最高加5分。

# 附　录

## 附录一　实验动物的正常生理、生化指标

动物实验涉及许多生命指标的观察、测定和分析,有些指标可通过肉眼观察获得,有些需通过仪器检测获得,有些则要通过生化检验得到。这些获得的指标均为实验结果,对实验过程和成败的分析是至关重要的,因此,附表1介绍常用实验动物的正常生理、生化指标的正常值。

附表1　常用实验动物基本生理参数

| 指标 | 家兔 | 豚鼠 | 大鼠 | 小鼠 |
|---|---|---|---|---|
| 平均/最长寿命(年) | 8/15 | 5/7 | 4/5 | 2/3 |
| 性成熟期(d) | 120～240 | ♀30～45<br>♂70 | 60～75 | 35～60 |
| 成年体重(g) | 2 000～3 500 | 400～750 | ♀180～250<br>♂200～350 | 20～40 |
| 体温(直肠℃) | 38～40 | 39～40 | 37.5～39 | 37～39 |
| 心率(次/分) | 120～300 | 200～360 | 370～580 | 470～780 |
| 呼吸频率(次/分) | 38～60 | 70～100 | 66～150 | 84～230 |
| 潮气量(ml) | 19.3～24.6 | 1.0～3.2 | 0.6～1.25 | 0.09～0.23 |
| 收缩压/舒张压(mmHg) | 95～130/60～90 | 81～94/55～58 | 82～152/60～90 | 95～138/67～90 |
| 血红蛋白(g/100 ml) | 7.1～15.5 | 12～17.5 | 12～17.5 | 12.2～16.2 |
| 血小板($10^4/mm^3$) | 12～25 | 68～87 | 10.0～138 | 15.7～152 |
| 总血容量(ml/100 g 体重) | 7.2 | 5.8 | 6.0 | 7.8 |
| 血清钾(mg/100 ml) | 11～20 | 20～26 | 20～26 | 20～38 |
| 血清钠(mg/100 ml) | 350～375 | 330～359 | 330～359 | 265～439 |
| 血清钙(mg/100 ml) | 11～16 | 9.4～10.7 | 9.4～10.7 | 8.3～112.5 |
| 尿量(ml/d) | 40～100/kg | 15～75 | 10～15 | 1～3 |
| 重要脏器重量占体重百分比 | | | | |
| 　脑 | 0.39 | 0.92 | 0.29 | 1.42 |
| 　心 | 0.27 | 0.37 | 0.38 | 0.50 |
| 　肺 | 0.60 | 0.67 | 0.79 | 0.74 |
| 　肾 | 0.25 | 0.86 | 0.74 | 0.88 |
| 　肝 | 2.09 | 4.48 | 4.07 | 5.18 |

# 附录二  药物浓度与剂量的换算

## 一、浓度和溶液配制的计算

### (一) 溶液浓度的表示方法

溶液所含溶质的量称为浓度。

**1. 百分浓度**  每 100 ml(g)溶液所含溶质的克或毫升(g 或 ml)数,用％表示。如生理盐水为 0.9％氯化钠溶液,即指 100 ml 溶液中含有氯化钠 0.9 g。

公式:$百分浓度 = \dfrac{溶质的质量}{溶液的全容量(ml)} \times 100\%$

举例:50 ml 硼酸溶液中含硼酸 2 g,它的百分浓度是多少?

代入上式:$硼酸溶液的百分浓度 = \dfrac{2}{50} \times 100\% = 4\%$

**2. 比例浓度**  是指多少克或毫升(g 或 ml)溶质,制成多少毫升(ml)溶液,用 1:X 比例式表示。如 1:1 000 肾上腺素溶液,即指 1 000 ml 溶液中含肾上腺素 1 g。百分浓度也是一种比例浓度。

公式:$比例浓度 = 1 : \dfrac{溶液全容量}{溶质质量}$

举例:将氯化高汞 0.6 g 配成 300 ml 溶液,它的比例浓度是多少?

代入上式:$氯化高汞的比例浓度 = 1 : \dfrac{300}{0.6} = 1 : 500$

**3. 摩尔浓度**  1 L 溶液中所含溶质的摩尔数,以单位 mol/L 表示。如 1 L 溶液中含有 $H_2SO_4$ 49 g,就是 0.5 mol/L 硫酸溶液。

### (二) 溶液配制时的换算

**1. 用纯药配制溶液时,求所需要的药量**

公式:所需药量=所需溶液量×所需浓度

举例:今欲配 4％的硼酸溶液 1 L,需要多少硼酸?

代入上式:$需硼酸量 = 1\,000 \times \dfrac{4}{100} = 40\,(g)$

**2. 用浓溶液配制稀溶液时,求浓溶液量**

公式:$浓溶液量 = \dfrac{稀溶液浓度}{浓溶液浓度} \times 稀溶液量$

举例:今欲配制 70％的乙醇 500 ml,应该用多少 95％的乙醇?

代入公式:$需95\% 乙醇量 = \dfrac{\frac{70}{100}}{\frac{95}{100}} \times 500 = 368\,(ml)$

应加的水＝500－368＝132(ml)

368 ml 的 95％乙醇加入 132 ml 水中便得到 500 ml 的 70％乙醇。

### 二、计算药物用药量

#### (一)实验动物用药容量的计算方法

动物实验所有药物剂量，一般按 mg/kg(或 g/kg)体重计算，应用时须从已知药液的浓度换算出相当于每千克(kg)体重应注射的药液量(ml)，以便给药。

例：给体重 23 g 的小鼠腹腔注射盐酸 15 mg/kg 体重，溶液浓度为 0.1％，应注射多少毫升？

首先明确百分浓度(0.1％)的含义是每 100 ml 中含有 0.1 g 药物，即 1 ml 中含有 1 mg 药物。

小鼠每千克(kg)体重需吗啡的量为 15 mg，则 0.1％吗啡溶液的注射量应为 15 ml/kg 体重。现小鼠体重为 23 g，应用量＝15×0.023＝0.345(ml)。

#### (二)配制药物浓度的计算方法

在动物实验中，有时必须根据药物的剂量及某种动物给药途径的药液容量，配制相应的浓度以便给药。

例：给家兔注射苯巴比妥钠 80 mg/kg，注射量为 1 ml/kg，应配制的浓度是多少？

80 mg/kg 相当于 1 ml/kg，因此 1 ml 溶液中含药物 80 mg，换算成百分浓度＝$\frac{80}{1\,000}$×100％＝8％，故应配成 8％的苯巴比妥钠溶液。

### 三、动物与人及动物之间的药物剂量换算

在动物实验中常常需给动物用药，但却无法知道动物用药的剂量，下面给出一些各种动物及人之间用药剂量的换算系数，可以从人的用药量换算到各种动物的用药量，也可在不同动物之间进行换算。

#### (一)按千克体重换算

已知 A 种动物每千克体重用药剂量，欲估算 B 种动物每千克体重用药剂量时，可从表中查出换算系数(W)(附表 2)，再按下列公式进行计算：

B 种动物用药剂量(mg/kg)＝W(换算系数)×A 种动物用药剂量(mg/kg)

附表 2　各种动物及人之间药物等效剂量换算系数(W)表

| B 种动物或人 | A 种动物或人 | | | | | | |
|---|---|---|---|---|---|---|---|
| | 小鼠(0.02 kg) | 大鼠(0.2 kg) | 豚鼠(0.4 kg) | 兔(1.5 kg) | 猫(2 kg) | 犬(12 kg) | 人(60 kg) |
| 小鼠(0.02 kg) | 1.00 | 1.40 | 1.60 | 2.70 | 3.20 | 4.80 | 9.01 |
| 大鼠(0.2 kg) | 0.70 | 1.00 | 1.14 | 1.88 | 2.30 | 3.60 | 6.25 |
| 豚鼠(0.4 kg) | 0.61 | 0.87 | 1.00 | 1.65 | 2.05 | 3.00 | 5.55 |
| 兔(1.5 kg) | 0.37 | 0.52 | 0.60 | 1.00 | 1.23 | 1.76 | 3.30 |
| 猫(2 kg) | 0.30 | 0.42 | 0.48 | 0.81 | 1.00 | 1.44 | 2.70 |
| 犬(12 kg) | 0.21 | 0.28 | 0.34 | 0.56 | 0.68 | 1.00 | 1.88 |
| 人(60 kg) | 0.11 | 0.16 | 0.18 | 0.30 | 0.37 | 0.53 | 1.00 |

举例：已知某药对小鼠的最大耐受量为 20 mg/kg（即体重 20 g 的小鼠用 0.4 mg），需换算为家兔用量。

查 A 种动物为小鼠，B 种动物为兔，两者交叉点的换算系数 $W=0.37$，故家兔用药量为：$0.37 \times 20$ mg/kg $=7.4$ mg/kg。

**（二）按体表面积换算**

根据不同种属动物体内的血药浓度、作用与动物体表面积成平行关系，按体表面积换算用药剂量较按体重千克换算更为精确（附表 3）。

附表 3　常用动物与人体表面积比值表

| 常用动物与人 | 小鼠(0.02 kg) | 大鼠(0.2 kg) | 豚鼠(0.4 kg) | 兔(1.5 kg) | 猫(2 kg) | 狗(12 kg) | 人(50 kg) |
|---|---|---|---|---|---|---|---|
| 小鼠(0.02 kg) | 1.00 | 7.00 | 12.25 | 27.80 | 29.7 | 124.20 | 332.40 |
| 大鼠(0.2 kg) | 0.14 | 1.00 | 1.74 | 3.90 | 4.20 | 17.30 | 48.00 |
| 豚鼠(0.4 kg) | 0.08 | 0.57 | 1.00 | 2.25 | 2.40 | 10.20 | 27.00 |
| 兔(1.5 kg) | 0.04 | 0.25 | 0.44 | 1.00 | 1.08 | 4.50 | 12.20 |
| 猫(2 kg) | 0.03 | 0.23 | 0.41 | 0.92 | 1.00 | 4.30 | 11.10 |
| 狗(12 kg) | 0.01 | 0.06 | 0.10 | 0.22 | 0.24 | 1.00 | 2.70 |
| 人(50 kg) | 0.003 | 0.02 | 0.036 | 0.08 | 0.09 | 0.37 | 1.00 |

例 1：由动物用量推算人的用量。已知一定浓度的某药给家兔静脉注射的最大耐受量为 4 mg/kg，推算人的最大耐受量为多少？

查附表 3，取兔横向与人纵向交叉的比值，兔与人体表面积比值为 12.2，而 1.5 kg 的家兔最大耐受量为 $4 \times 1.5 = 6$ mg，那么人的最大耐受量为 $6 \times 12.2 = 73.2$ mg。取 1/3～1/10 作为初试剂量。

例 2：由人用量推算动物用量。已知某中药成人每次口服 10 g 有效。拟用狗研究其作用机制，应用多少量？

查附表 3，取人横向与狗纵向交叉的比值为 0.37，那么狗用量为 10 g $\times 0.37 = 3.7$ g。取其 1/3 作为初试剂量。

造成动物对药物敏感性种属差异的因素很多，按上述不同种类动物间剂量的换算法得到的药物剂量只能作为粗略的参考值，准确的用量还需通过实验摸索获得。将从动物换算得来的剂量应用于人时须极其慎重，特别是使用新药时尤其如此，最多只能用犬或猴安全剂量的 1/20～1/10（按千克体重计算），在证明无害后方可增加剂量。

# 附录三　几种生理溶液的配制

本书实验中涉及许多生理溶液，常用的几种及其配制配方如附表 4 所示。

附表 4　常用的几种生理溶液配方

| 项目 | 克氏液（Krebs） | 任氏液（Ringer） | 洛氏液（Locke） | 小鼠子宫营养液 |
|---|---|---|---|---|
| 成分 | | | | |
| NaCl(g) | 6.9 | 6.5 | 9.0 | 6.92 |
| KCl(g) | 0.35 | 0.075 | 0.42 | 0.35 |
| $CaCl_2$(g) | 0.28 | 0.2 | 0.24 | 0.28 |
| $NaHCO_3$(g) | 2.1 | 0.1 | 0.2 | 2.1 |
| $KH_2PO_4$(g) | 0.16 | | | 0.16 |
| $MgSO_4$(g) | 0.29 | | | 2.0 |
| 葡萄糖(g) | 2.0 | | 1.0 | 2.0 |
| 蒸馏水加至(ml) | 1 000.0 | 1 000.0 | 1 000.0 | 1 000.0 |
| 适用组织 | 肝、脑、肾、脾、肺 | 蛙心、神经 | 心、肠 | |

注：生理溶液应保持一定的温度和 pH，并通以氧、空气或二氧化碳和空气的混合气体。一般均为临用前配。$CaCl_2$ 先用适量蒸馏水溶解后，最后倒入已溶解的溶液中，再用蒸馏水定溶至所需量。

# 附录四　手术操作要点

## 一、小鼠的捉拿

左手拇指和示指抓住小鼠头顶两耳之间的皮肤，翻转小鼠，使其腹部向上平躺于左手拇指附近的手心，小鼠纵轴与拇指长轴平行。

左手无名指和小指压住鼠尾于掌心。

左手中指自然置于小鼠背部下方，根据小鼠大小，可适当将小鼠用中指顶起。

## 二、小鼠的皮下注射

一人固定小鼠：一手压住小鼠头颈交界处，一手执鼠尾，将小鼠拉直固定。

一人皮下注射：一手提起小鼠注射处（背部）皮肤，形成三角形皱襞，另一手持注射器，将针头插入皮下，回抽针栓，无回血，将药物注入。

## 三、小鼠的腹腔注射

单手按照小鼠捉拿固定方法将小鼠固定于左手掌心，另一手持注射器，进行注射。

小鼠头部朝下，小鼠身体与地面成 45°斜角。

注射时，注射器与小鼠的腹平面，腹中线分别成 45°斜角。

进针点大约在小鼠左后腿根部与腹中线连线中点处。

插入针头后，回抽针栓，判断针头抵达部位，回抽应无血液、尿液、消化道内容物等反流。

### 四、家兔捉拿称重

一手抓住家兔颈背部皮肤,另一手在下方托住家兔臀部,家兔的重量主要承托于下方的手上,家兔成竖直坐于下方手上的姿态。抓住颈背部皮肤仅起到扶持作用。

称重时注意去皮或调零。

### 五、家兔耳缘静脉注射,麻醉

一人固定家兔,将一只兔耳暴露。

另一人进行注射:拔去注射点附近的毛,用手指弹击静脉,使静脉充盈。如冬天气温较低,静脉充盈困难,可用手指搓擦局部皮肤。将针头基本平行地插入静脉,回抽针栓,应看到静脉血回流入注射器中,推动针栓,可见注射器中的液体进入静脉,并沿着静脉流动。如看到局部皮肤苍白隆起,说明注射失败,药液进入皮下。

注射前,注意将注射器、三通阀、头皮针管腔等内的气体排除干净。

注射时,先用生理盐水进针,待注射成功后,可以换容有麻醉药品的注射器进行全身麻醉,麻醉药品常用戊巴比妥钠、氨基甲酸乙酯或水合氯醛。

麻醉时注意:根据体重计算麻药所需剂量,注射前 1/2 剂量时可适当快速推入,后 1/2 剂量需放缓推注速度,所有剂量不要一次性快速注入,注射器中留 1～2 ml 麻药,根据需要再判断是否需要完全注入家兔体内。

### 六、家兔的固定(兔手术台)

将家兔四肢第一关节上缘处套上棉绳活套后抽紧,用棉绳捆绑固定于兔手术台的固定螺丝上,固定螺丝与家兔四肢固定点之间的绳子不可太长,越短越好。之后用一根细绳,套住家兔门牙,固定于兔手术台前方竖起的金属杆上。

### 七、家兔颈部皮肤切开,组织分离,气管插管

用剪刀或剃毛刀去除手术部位毛发,沿颈部正中线做纵向切口。

用 2 把血管钳提起切口两侧皮肤,用手术剪剪切开皮肤,将剪刀插入切口后,撑开,做钝性分离,确保皮肤下方没有粗大血管后,将切口向两边延长至需要的长度。

逐层切开皮下筋膜、肌肉,尽量做钝性分离,暴露气管。

用镊子或血管钳将气管分离干净,剥去附着在气管表面的筋膜肌肉。

在气管下穿一根丝线备用。

在甲状软骨下方约 1 cm 处,在器官上做倒 T 形切口,T 形切口的纵切口指向头端。

将 Y 形气管插管,向肺部方向插入气管,并用丝线结扎固定。

### 八、家兔颈部迷走神经和降压神经的分离

在家兔气管两侧较深位置,可以找到颈动脉鞘,其中包括颈总动脉、迷走神经、交感神经和降压神经。迷走神经最粗,交感神经其次,降压神经最细。

用玻璃分针仔细分离神经,并穿线标记。

### 九、家兔颈总动脉插管

先将颈总动脉鞘分离出来,再从鞘内分离出颈总动脉,剥尽周围结缔组织和筋膜,游离出长 3～4 cm 的颈总动脉,尽可能向远心端游离;在动脉下穿 2 根结扎线,用其中一根结扎远心端,用动脉夹夹住其近心端,结扎处与动脉夹夹闭间的颈总动脉长度约需 3 cm。用眼科镊柄垫在颈总动脉下方,用眼科剪在远心端结扎线的近心端 0.2～0.3 cm 处的动脉壁上作一向心方向的斜切口,切口约为管径的一半。取一动脉导管,事先在距导管口上方 1.5 cm 处裹贴一圈胶布,将动脉导管充满肝素溶液,并注意排尽管内气体,将管尖由切口向心脏方向插入动脉内。用已穿好的线在动脉切口的近心端 0.5 cm 处扎紧血管,并将剩余线段沿导管平行拉直,在平齐于胶布圈的远心缘用血管钳夹住双线段,在此处将两根线相互打一死结(此结应与胶布圈的远心缘平齐),再将余线绕在胶布圈远心端的导管上打结固定,以此线段拉住导管防止其滑脱。使动脉插管与动脉保持在同一直线上,然后将动脉导管作适当固定。注意保持动脉插管的通畅。

### 十、家兔膈肌暴露

剪去胸腹部交界处手术部位兔毛,摸到剑突后,在其表面沿正中线纵行切开皮肤 2～3 cm(切口不宜过大,以免内脏涌出),用止血钳分离皮下组织及腹壁肌,暴露剑突。将剑突轻轻拉出,剪去其上牵连的筋膜,将剑突向头端方向拎起,即可见剑突背侧的膈肌。

### 十一、家兔输尿管插管

在耻骨联合上缘沿腹部正中线向上作一 5 cm 长的纵行皮肤切口,沿腹白线切开腹腔,将膀胱慢慢移出体外,暴露膀胱三角,仔细辨认输尿管,将一侧输尿管与周围组织轻轻分离。穿双线备用,先用一根线结扎输尿管近膀胱端,在结扎处近肾侧的输尿管上剪一斜切口,切口约为管径一半,把充满 0.1% 肝素溶液的细塑料管向肾脏方向插入输尿管内,并结扎固定,随后可见尿液从细塑料管内慢慢逐滴流出。术毕用浸润温热生理盐水(38℃左右)的纱布覆盖腹部切口,以保持腹腔内温度。

### 十二、家兔股动脉插管

先在大腿根部近腹股沟处摸到股动脉搏动点,局部剪毛,以搏动最明显处为中点沿血管走行的方向作长约 4 cm 的切口。股动脉、股静脉、股神经行走于同一鞘内,位置比较表浅,切开皮肤后,即能隐约见到与大腿纵轴平行、行走于筋膜下的股动脉鞘。细心挑开筋膜,注意勿损伤下面的血管和神经,先完整挑出股动脉鞘,再在鞘下方垫以撑开的镊子或血管钳,用玻璃分针小心地逐根进行分离。其余方法与颈动脉插管相同。

### 十三、家兔阑尾暴露和肠系膜微循环观察术

于耻骨联合上约 2 cm 处起,向上沿腹白线作一长 5~6 cm 的切口,逐层分离进入腹腔,推开粗大深灰色的盲肠,找到回盲部,此处有一灰白色的圆形球囊,称圆小囊;或直接找到粗大(直径约 1.5 cm,长为 7~8 cm)、光滑无皱褶、实质感强、呈灰红色、末端为盲端的阑尾(又称引突)。选取由阑尾通过筋膜牵连着的、由其盲端指向的一段小肠,此处肠系膜长、脂肪少、血管丰富,便于微循环观察。将此段小肠暂置腹腔外,将其余肠子纳回腹腔,用血管钳夹闭肠段两侧的皮肤切口。将此段小肠的系膜展开,平铺于肠系膜灌流盒中的载物台上,用于肠系膜微循环观察。

### 十四、小鼠的处死

颈椎脱臼法是大鼠和小鼠最常用的处死方法。用拇指和示指用力往下按住鼠头,另一只手抓住鼠尾,用力稍向后上方一拉,使之颈椎脱臼,造成脊髓与脑髓断离,动物立即死亡。

### 十五、家兔的处死

用注射器将空气急速注入静脉,可使动物致死。当空气注入静脉后,可在右心随着心脏的跳动使空气与血液相混致血液呈泡沫状,随血液循环到全身。如进入肺动脉,可阻塞其分支,进入心脏冠状动脉,造成冠状动脉阻塞,发生严重的血液循环障碍,动物很快致死。一般家兔可注入 20 ml 或更多空气。

# 附录五　常用生物信号采集与处理系统简介和操作说明
## (——以常用国产品牌 BL - 420N 系统为例)

### 一、系统简介

BL - 420N 生物信号采集与处理系统(以下简称 BL - 420N 系统)是一套基于网络化、信息化的新型信号采集与处理系统。它通过实验室预先配置的实验室信息化管理系统将分散、孤立的实验系统连接起来,使其除了完成传统信号采集与分析系统的功能之外,还扩展了大量信息化的功能。BL - 420N 系统的拓扑结构如附图 1 所示。

BL - 420N 系统将传统的医学功能学科实验划分为 3 个学习阶段,分别对应于实验前、实验中和实验后,从不同角度帮助学生和科研工作者更好地完成自己的实验工作。

(一) 学习阶段

1. **实验前**　在 BL - 420N 系统软件内部嵌入了各种多媒体的实验学习资料,包括部分电子教材、录像和虚拟实验操作交互等。

在实验前学生可以从系统学习到关于仪器的基本知识以及关于本次实验的相关知识,这对学生的预习起到重要的支撑作用(附图 2)。

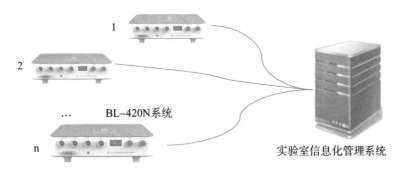

**附图 1　BL-420N 系统拓扑结构图**

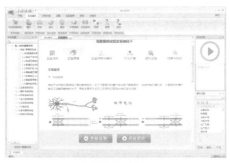

A 实验原理介绍

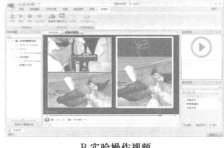

B 实验操作视频

**附图 2　BL-420N 系统实验前的相关知识展示**

2. **实验中**　使用 BL-420N 系统完成功能学科实验,在实验过程中,可以使用双视功能对比查看本次实验不同时间段记录的数据。更进一步地,在实时实验过程中,还可以打开以前记录的文件进行反演,实时对比不同时期的实验结果,为研究工作带来极大的便利(附图 3)。

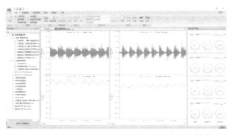

A 双视功能对比同一记录中不同时段的数据

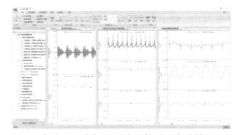

B 实验过程中打开反演文件对比实验结果

**附图 3　BL-420N 生物信号采集与处理系统数据对比功能**

3. **实验后**　实验后,学生可以直接在 BL-420N 系统中提取实验数据,撰写实验报告,实验报告可以上传到实验信息管理中心,教学老师则可以实现对实验报告进行网上批阅和指导(附图 4)。

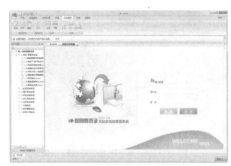
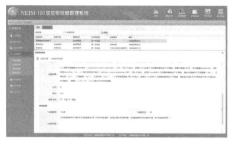

A 实验报告上传登录　　　　　　　　B 实验报告网上批阅

**附图4　BL‐420N生物信号采集与处理系统实验报告上传和批阅功能**

### (二) 系统特点

BL‐420N系统具有以下特点。

**1. 信息化多媒体展示功能**　信息化功能主要体现在实验前对学生的指导工作上,在实验前,学生可以从系统学习到关于仪器的知识,关于实验的知识(历史、原理、方法、操作、探索等);实验中可以方便控制系统获取好的实验结果。

**2. 无纸化的实验报告管理功能**　实验后学生可以在BL‐420N系统软件上方便编辑自己的实验报告,然后传输到NEIM‐100实验信息化管理中心,由实验老师进行网上批阅和管理。

**3. 实验设备使用的自动记录、统计管理功能**　每一台BL‐420N设备都会自动记录设备的使用情况,包括首次使用时间,末次使用时间,累计使用次数,平均每次实验使用时间等。这些信息会自动传输到NEIM‐100实验信息化管理中心进行统计分析。

**4. 随实验数据存贮的实验环境信息使实验数据更客观可信**　在高原和平原完成的同样生物功能实验可能会存在不同结果,这很可能是由实验环境的不同而造成的。BL‐420N存贮完成实验时的各种环境条件,包括温度、相对湿度、大气压力,还存贮实验时使用的计算机软硬件信息,如CPU、内存、操作系统等,得到精确的实验环境数据。

**5. 通道具有智能识别功能**　BL‐420N系统的每个通道都具有智能识别功能。当连接本公司生产的智能传感器时,系统可以自动识别智能传感器的全部信息,用户无需进行定标等操作即可完成传感器的设置,直接开始试验,方便用户使用。

**6. 物理通道的自动扩展功能**　当BL‐420N系统与具有多通道扩展功能的传感器连接时,BL‐420N系统会自动扩展这些新引入的通道,比如,当用户在1通道连接一个具有3个通道信号的传感器时,1通道会自动扩展为3个采样通道,而整个系统则从4通道变成6通道系统。另外,BL‐420N系统配套有人体生理信号无线连接器,可以将人体无线生理信号采集器采集到人体生理信号,如心电、血压、呼吸和血氧等信号传入到BL‐420N系统进行显示和记录(附图5)。

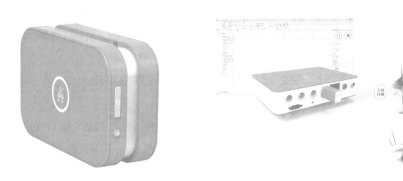

**附图 5　BL－420N 系统与 HWS0601 人体无线生理信号采集器连接工作的示意图**

### 二、硬件连接和软件安装

BL－420N 系统的安装包括硬件连接和软件安装两部分。硬件连接及软件安装的正确性是保证系统正常运行的前提。

（一）硬件连接

BL－420N 系统的连接包括前面板连接和后面板连接两个部分。

1. 前面板连接说明　BL－420N 系统硬件前面板上主要包含系统的工作接口。这些接口包括：通道信号输入接口，全导联心电输入接口，监听输入接口，记滴输入接口以及刺激输出接口等（附图 6）。

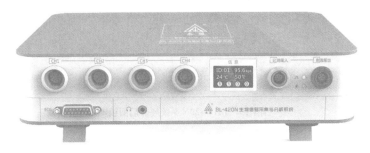

**附图 6　BL－420N 系统硬件前面板**

（1）前面板元素说明（从左到右，从上到下）：

1）CH1、CH2、CH3、CH4：8 芯生物信号输入接口（可连接信号引导线、各种传感器等，4 个通道的性能指标完全相同）

2）信息显示屏：显示系统基本信息，包括温、湿度及通道连接状况指示等。

3）记滴输入：2 芯记滴输入接口。

4）刺激输出指示灯：显示系统发出刺激指示。

5）高电压输出指示灯：当系统发出的刺激超过 30V 时高电压输出该指示灯点亮。

6）刺激输出：2 芯刺激输出接口。

7）全导联心电输入口：用于输入全导联心电信号。

8）监听输出（耳机图案）：用于输出监听声音信号，某些电生理实验需要监听声音。

（2）前面板接口连接：前面板因实验需求不同，而连接不同的信号输入或输出线。

1）信号输入线的连接：将信号输入线圆形接头连接到 BL‑420N 硬件信号输入口，另一端连接到信号源，信号源可以是心电、脑电或胃肠电等生物电信号。

2）传感器的连接：将传感器圆形接头连接到 BL‑420N 硬件信号输入口，另一端连接到信号源，信号源可以是血压、张力、呼吸等。

3）全导联心电的连接：将全导联心电线的方形接头连接到 BL‑420N 硬件的全导联输入口，另一端按心电图连接方式，连接到动物的不同肢体处（红——右前肢、黄——左前肢、绿——左后肢、黑——右后肢、白——胸前）。

4）刺激输出线的连接：将刺激输出线的圆形接头连接到 BL‑420N 硬件的刺激输出口，另一端连接到生物体需要刺激的部位。

5）监听输出：将电喇叭的输入线连接到 BL‑420N 系统硬件的监听输出口。

2. **后面板连接说明**　BL‑420N 系统硬件后面板连接是系统正常工作的基础。后面板上通常为固定连接口，包括：12 V 电源接口、A 型 USB 接口（方形，与计算机连接）、B 型 USB 接口（偏型，升级固件程序）、接地柱、多台设备级联的同步输入输出接口（附图 7）。

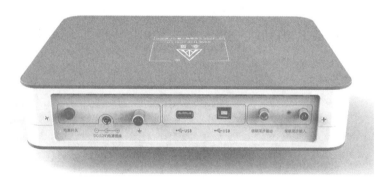

**附图 7　BL‑420N 系统硬件后面板**

（1）后面板元素说明（从左到右）：

1）电源开关：BL‑420N 硬件设备电源开关。

2）电源接口：BL‑420N 硬件电源输入接口（12 V 直流）。

3）接地柱：BL‑420N 硬件接地柱。

4）A 型 USB 接口（偏形）：BL‑420N 硬件固件程序升级接口。

5）B 型 USB 接口（方形）：BL‑420N 硬件与计算机连接的通讯接口。

6）级联同步输入接口：多台 BL‑420N 硬件设备级联同步输入接口。

7）级联同步输出接口：多台 BL‑420N 硬件设备级联同步输出接口。

注意：

1）BL‑420N 硬件内部的固件软件可以单独升级，升级方法：首先，关闭 BL‑420N 设备电源；然后将包含有升级固件程序的 U 盘插入到 A 型 USB 接口中，再打开 BL‑420N 设备电源（系统将自动对固件程序升级），等待约 60 s 后，BL‑420N 设备的小屏幕上显示

"success，take off U disk then restart(升级成功,请拔出 U 盘并重启设备)"字样后拔下 U 盘;最后,再次按动 BL‐420N 设备电源按钮,重启 BL‐420N 硬件完成升级。

2) BL‐420N 系统接地可以获得更好的电生理实验效果,系统在没有连接地线情况下也可以进行生理实验,但可能会造成某些电生理实验如心电、脑电的干扰加大。

3) 连接级联同步接口是为了获得不同级联设备更精确的采样同步;在不连接级联同步接口的情况下也可以进行多台设备的级联采样。

（2）后面板基本接口连接步骤：

1) 将 USB 连接线的一端连接到 BL‐420N 系统的 B 型 USB 接口位置,另一端连接到计算机的 USB 接口,完成系统通讯线路的连接。

2) 将接地线的一端连接到 BL‐420N 系统的接地柱,另一端连接到实验室地线接头处,完成系统接地线的连接(如果实验室内部本身没有接地线,则可以不连接地线,连接地线是为了获得更好的电生理实验效果)。

3) 连接 12 V 直流电源。

上述连接接口为固定连接,只需连接一次。

（3）启动硬件设备:在后面板连接完成之后,就可以启动 BL‐420N 系统进行工作了。

启动方法:按下后面板上的电源,前面板的显示屏被点亮,显示启动画面,等待大约 30 s 后会听到 BL‐420N 系统硬件会发出"嘀"的一声声响,表示设备启动完毕。

设备启动完成后,前面板的信息显示屏上会显示当前环境的温度、湿度、大气压力以及当前信号通道的设备连接状况等信息。

**（二）软件安装环境**

**1. 软件安装需要的计算机硬件配置**　BL‐420N 的硬件最低配置要求如下。

CPU:Intel 酷睿 i3,主频 3.7 GHz 或以上(高清视频采集要高配置的 CPU)。

内存:4G 或以上。

硬盘:200 GB 或以上。

USB 接口:2.0 或更高版本。

显示器:显示器分辨率应设置为 1 024 * 768 以上。

**2. 软件安装需要的计算机软件环境**　BL‐420N 的软件环境要求如下。

操作系统:Win7/Win8/Win10。

Office:Office 2003 或更高版本(用于实验报告编辑)。

IE 浏览器:Internet Explorer 8 以上。

**3. 网络环境**　局域网或互联网。

**4. 实验室信息管理系统软件**　NEIM‐100 实验室信息管理系统。

在没有 NEIM‐100 实验室信息管理系统的情况下,BL‐420N 的信息化功能,包括实验报告的网上存贮和批阅,实验设备的使用情况上传和统计等都无法实现,但是不影响使用 BL‐420N 系统开展各种功能实验。

### 三、快速入门指南

快速入门的目的是快速了解和使用 BL-420N 系统的主要功能来完成生物功能实验,更多功能可参见详细说明书。

（一）硬件设备正确连接指示

在开始实验之前,我们首先要确认 BL-420N 系统硬件是否与计算机连接正确,是否可以与 BL-420N 软件进行正常通讯,这是开始实验的前提条件。

首先打开 BL-420N 系统硬件设备电源开关,然后启动 BL-420N 系统软件。如果 BL-420N 硬件和软件之间通讯正确,则 BL-420N 系统顶部功能区上的启动按钮变得可用(附图8)。

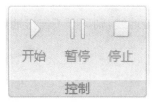 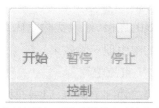

A "开始"按钮为灰色(硬件设备未连接)　　　　B "开始"按钮可用(硬件设备连接成功)

**附图8　功能区上开始按钮的状态变化**

（二）主界面介绍

BL-420N 系统主界面中包含有 4 个主要的视图区,分别为功能区、实验数据列表视图区、波形显示视图区以及设备信息显示视图区(附图9)。

功能区

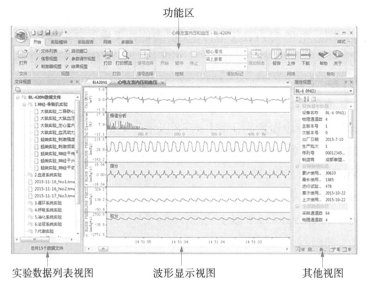

实验数据列表视图　　　　波形显示视图　　　　其他视图

**附图9　BL-420N 程序主界面**

视图区是指一块独立功能规划的显示区域,这些区域可以装入不同的视图。在 BL-420N 系统中,除了波形显示视图不能隐藏之外,其余视图均可显示或隐藏。其余视图中除顶部的功能区之外,其余视图还可以任意移动位置。在设备信息视图中通常还会有其它被覆盖的视图,包括通道参数调节视图、刺激参数调节视图、快捷启动视图以及测量结果显示视图等。

打开软件,请对应附图 9、附表 5 找到各个视图,请耐心认识软件主界面将有助于您使用软件。

附表 5　主界面上主要功能区划分说明

| 序号 | 视图名称 | 功 能 说 明 |
|---|---|---|
| 1 | 波形显示视图 | 显示采集到或分析后的通道数据波形 |
| 2 | 功能区 | 主要功能按钮的存放区域,是各种功能的起始点 |
| 3 | 实验数据列表视图 | 默认位置的数据文件列表,双击文件名直接打开该文件 |
| 4 | 设备信息视图 | 显示连接设备信息、环境信息、通道信息等基础信息 |
| 5 | 通道参数调节视图 | 刺激参数调节和刺激发出控制区 |
| 6 | 刺激参数调节视图 | 刺激参数调节和刺激发出控制区 |
| 7 | 快捷启动视图 | 快速启动和停止实验 |
| 8 | 测量结果视图 | 显示所有专用和通用的测量数据 |

注意:

BL－420N 系统软件进入后,您看到的软件主界面可能会和附图 9 所显示的主界面有所不同,这是由于 BL－420N 软件的很多视图都可以隐藏和移动,而且视图之间还可能会相互覆盖,造成主界面有所变化。

如果您进入 BL－420N 软件后显示的主界面与附图 9 不一致,请不要担心,接下来我们就简单介绍主界面元素的操作和使用。

1. **主界面各个视图的显示和隐藏**　BL－420N 系统软件中多个视图的位置和显示状态都可以改变,这是为了适应不同用户的使用习惯,但这种变化有时候会造成系统的主界面变得我们无法理解。但是万变不离其宗,只要您掌握了其变化的规律,就可以轻松应对这种变化,而且还可以更方便您完成实验。

(1)功能区的最小化和恢复:功能区位于软件主界面的最上方,功能区可以被最小化。在功能区的分类标题位置单击鼠标右键,会弹出功能区相关快捷菜单,选择"最小化功能区"命令,则功能区分类标题下面的功能按钮被隐藏。如果要恢复被隐藏的功能区按钮,则需要再次在功能区分类标题上单击鼠标右键弹出快捷菜单,然后选择打勾的"最小化功能区"命令,则可恢复最小化的功能区(附图 10)。

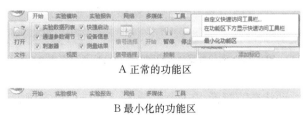

A 正常的功能区

B 最小化的功能区

**附图 10　BL－420N 软件顶部功能区的最小化和恢复**

（2）视图的隐藏和显示：BL－420N 系统软件中包含有多个视图，除主视图之外，其余视图都可以被隐藏或显示。这些视图的隐藏显示状态显示在"功能区"→"开始"分类栏下面的"视图"选项中（见附图 10A）。当"视图"选项中的某一个视图前面的方框中有一个小勾，表示该视图被显示，如实验数据列表视图。

由于视图在某一个区域中会相互覆盖，因此即使该视图处于显示状态，它也可能被其它视图所覆盖而无法显示。如果要显示这些被覆盖的视图，最简单的方法就是在视图区的下方单击该视图的名称。

2. 主界面各个视图的移动　在 BL－420N 系统中，除波形显示区和功能区之外，其余视图都可以按需移动位置或改变大小。每个视图都具有两种状态，一种是紧挨软件主界面边缘的停靠状态，这是视图的默认状态，另一种是以独立窗口形式存在的浮动状态（附图 11、附图 12）。

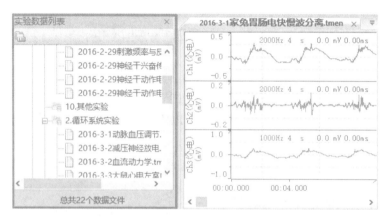

**附图 11　BL－420N 实验数据列表视图的停靠状态（和主视图紧挨排列）**

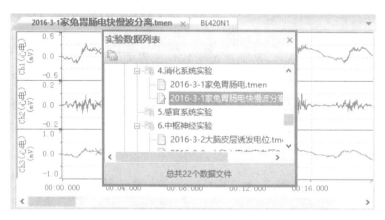

**附图 12　BL－420N 实验数据列表视图的浮动状态（浮动在主窗口的上面）**

（1）停靠状态和浮动状态的切换：在视图标题栏上双击鼠标左键就可以在停靠状态和浮动状态之间切换。

（2）停靠状态和浮动状态的移动：在视图标题栏上按下鼠标左键不放，然后移动鼠标，就可以按需移动视图位置。

当在视图标题栏上按下鼠标左键不放时，在主界面上会出现停靠位置指示透明按钮（附图13）。视图可以停靠在主视图的上下左右，为了精确停靠视图，则需要将鼠标位置移动到这些停靠按钮上，当鼠标移动到停靠按钮上之后，选择视图就会出现在主视图的相应位置，当您确认好位置之后松开鼠标左键就会将选择视图停靠在指定位置了；如果您不将鼠标移动到停靠按钮上，而是直接在任意位置松开鼠标左键，则窗口浮动在鼠标指示位置。

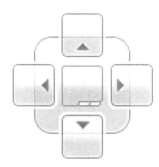

附图13　选择视图停靠位置透明指示按钮

BL-420N软件系统会自动记录用户最近一次移动视图的位置，这样在您下次打开软件的时候所有视图仍然保持原来的位置和大小。因此，当您移动过视图之后软件的主界面会呈现出与附图9不同的情形。

（三）开始实验

BL-420N系统提供三种开始实验的方法，分别是从实验模块启动实验、从信号选择对话框进入实验或者从快速启动视图开始实验。接下来就简单介绍开始实验的三种方式。

1. 从实验模块启动实验（适用于学生的教学实验）　选择功能区"实验模块"栏目，然后根据需要选择不同的实验模块开始实验，例如，选择"循环"→"期前收缩-代偿间歇"，将自动启动该实验模块（附图14）。

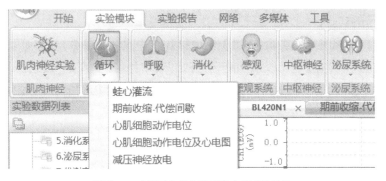

附图14　功能区中的实验模块启动下拉按钮

从实验模块启动实验时，系统会自动根据用户选择的实验项目配置各种实验参数，包括采样通道数、采样率、增益、滤波、刺激等参数，方便快速进入实验状态。

实验模块通常根据教学内容配置，因此通常适应于学生实验。

2. 从选择信号选择对话框启动实验（适用于新建或个性化实验）　选择工具区"开始"→"信号选择"按钮，系统会弹出一个信号通道选择对话框（附图15、附图16）。在"信号选择"对话框中，实验者可根据自己的实验内容，为每个通道配置相应的实验参数，这是最为灵活的一种启动实验方式。

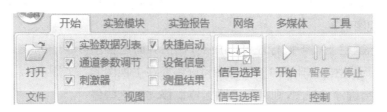

**附图 15　功能区开始栏中的信号选择功能按钮**

| 通道号 | 信号种类 | 采样率 | 增益 | 高通滤波 | 低通滤波 | 50Hz陷波 | 机器 | □选择 |
|---|---|---|---|---|---|---|---|---|
| 通道 1 | ECG | 1 KHz | 1.0 mV | 100 ms | 100 Hz | 开 | BL-420N(1) | ✓ |
| 通道 2 | ECG | 1 KHz | 1.0 mV | 100 ms | 100 Hz | 开 | BL-420N(1) | ✓ |
| 通道 3 | ECG | 1 KHz | 1.0 mV | 100 ms | 100 Hz | 开 | BL-420N(1) | ✓ |
| 通道 4 | ECG | 1 KHz | 1.0 mV | 100 ms | 100 Hz | 开 | BL-420N(1) | ✓ |
| 通道 5 | LEAD I | 2 KHz | 2.0 mV | 3 s | 450 Hz | 关 | BL-420N(1) | |
| 通道 6 | LEAD II | 2 KHz | 2.0 mV | 3 s | 450 Hz | 关 | BL-420N(1) | |
| 通道 7 | LEAD III | 2 KHz | 2.0 mV | 3 s | 450 Hz | 关 | BL-420N(1) | |
| 通道 8 | LEAD AVL | 2 KHz | 2.0 mV | 3 s | 450 Hz | 关 | BL-420N(1) | |
| 通道 9 | LEAD AVR | 2 KHz | 2.0 mV | 3 s | 450 Hz | 关 | BL-420N(1) | |
| 通道 10 | LEAD AVF | 2 KHz | 2.0 mV | 3 s | 450 Hz | 关 | BL-420N(1) | |

**附图 16　信号选择对话框**

信号选择对话框是一种最灵活通用的开始实验的方式,主要适用于科研工作。对于灵活配置的实验参数在将来的 BL-420N 版本中也可以存贮为自定义实验模块,帮助科研工作者快速启动自己的实验。

3. **从快速启动视图开始实验(适用于快速打开上一次实验参数)**　你可以从启动视图中的快速启动按钮开始实验,也可以从功能区"开始"菜单栏中的"开始"按钮快速启动实验(附图 17)。这两种快速启动实验的方法完全相同,之所以有两种相同的启动方法是为了方便用户的操作。

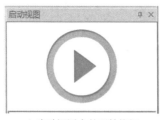
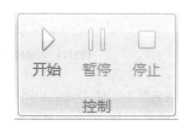

A 启动视图中的开始按钮　　　　　B 功能区开始栏中的开始按钮

**附图 17　快速启动实验按钮**

在第一次启动软件的情况下快速启动实验,系统会采用默认方式,即同时打开 4 个心电通道的方式启动实验。如果在上一次停止实验后使用快速启动方式启动实验,系统会按照上一次实验的参数启动本次实验。

## （四）暂停和停止实验

在"启动视图"中点击"暂停"或"停止"按钮，或者选择功能区开始栏中的"暂停"或"停止"按钮，就可以完成实验的暂停和停止操作。这两种操作方式完全相同，提供两种操作方式是为了方便用户的操作(附图18)。

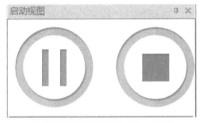 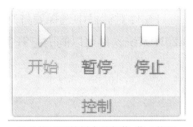

A 启动视图中的暂停、停止按钮　　　B 功能区开始栏中的暂停、停止按钮

**附图 18　暂停、停止控制按钮区**

暂停是指在实验过程中停止快速移动的波形，便于仔细观察分析停留在显示屏上的一幅静止图像的数据，暂停时硬件数据采集的过程仍然在进行但数据不被保存；重新开始，采集的数据恢复显示并被保存。

停止是指停止整个实验，并将数据保存到文件中。

## （五）保存数据

当单击停止实验按钮的时候，系统会弹出一个询问对话框询问是否停止实验，如果确认停止实验则系统会弹出"另存为"对话框让用户确认保存数据的名字(附图19)。文件的默认命名为"年_月_日_Non. tmen"。用户可以自己修改存贮的文件名，点击"保存"即可完成保存

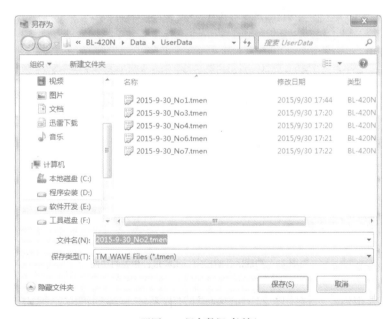

**附图 19　保存数据对话框**

数据操作。

**（六）数据反演**

数据反演是指查看已保存的实验数据，有两种方法可以打开反演文件。

（1）在"实验数据列表"视图中双击要打开反演文件的名字（见附图11）。

（2）在功能区的开始栏中选择"文件"→"打开"命令，将弹出与附图19相似的打开文件对话框，在打开文件对话框中选择要打开的反演文件，然后单击"打开"按钮。

BL-420N系统软件可以同时打开多个文件进行反演，最多可以同时打开4个反演文件（附图20）。

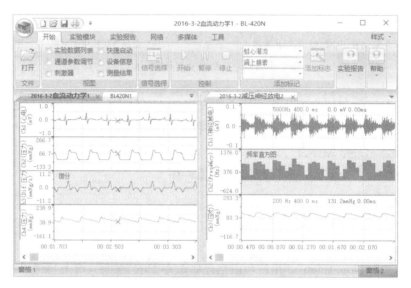

附图20　同时打开两个反演文件进行数据反演

**（七）实验报告功能**

实验完成后，用户可以在软件中直接编辑和打印实验报告，对于编辑后的实验报告可以直接打印，也可以存贮在本地或者上传到NEIM-100实验室信息化管理系统（需要实验室独立配置）。实验报告的相关功能可以在"功能区"→"开始"→"实验报告"分类中找到，这里包括7个与实验报告相关的常见功能（附图21）。

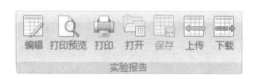

附图21　功能区开始栏中与实验报告相关的功能

**1. 编辑实验报告**　选择附图21中的编辑按钮，系统将启动把实验报告编辑功能（附图22）。实验报告编辑器相当于在Word软件中编辑文档（附图22）。

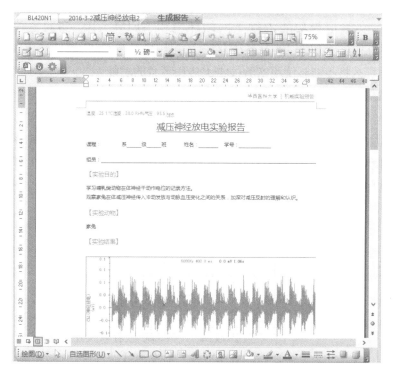

**附图 22　实验报告编辑器**

　　用户可以在实验报告编辑器中输入用户名字、实验目的、方法、结论或其他信息，也可以从打开的原始数据文件中选择波形粘贴到实验报告中。默认地，实验报告将当前屏显示的波形自动提取到实验报告"实验结果"显示区中。

　　**2. 打印实验报告**　单击"功能区"→"开始"→"实验报告"→"打印"功能按钮，将打印当前编辑好的实验报告。

　　**3. 存贮实验报告**　单击"功能区"→"开始"→"实验报告"→"保存"功能按钮，将存贮当前编辑好的实验报告。

　　**4. 打开已存贮实验报告**　单击"功能区"→"开始"→"实验报告"→"打开"功能按钮，打开已存贮在本地的实验报告。

　　**5. 上传实验报告**　单击"功能区"→"开始"→"实验报告"→"上传"功能按钮，将启动实验报告上传到 Internet 的功能。

　　上传实验报告是指将当前编辑的或选择的实验报告上传到基于 Internet 的 NEIM－100 实验室信息管理系统服务器中保存。一旦上传实验报告成功，用户将来就可以在任何地方下载已上传的实验报告进行编辑；老师也可以对实验报告进行在线批阅和和保存。

　　**6. 下载实验报告**　单击"功能区"→"开始"→"实验报告"→"下载"功能按钮，将从 Internet 上下载已经上传的实验报告。

　　下载实验报告是指将存贮于 NEIM－100 实验室信息管理系统服务器中的实验报告下载到计算机本地进行编辑。

注意:

上传和下载实验报告功能依赖于网络环境和 NEIM - 100 实验室信息管理系统。NEIM - 100 系统独立于 BL - 420N 系统存在,如果用户没有购买和安装 NEIM - 100 实验室信息管理系统,那么将不能够使用实验报告上传和下载的功能。

(八)刺激器的使用

在生理实验中会经常使用到刺激器。

通过选择功能区开始栏中的"刺激器"选择框可以打开刺激参数调节视图(附图 23)。

刺激参数调节视图可以按照垂直方式排列,停靠在主显示视图右边;也可以按照水平方式排列,停靠主显示视图下部(附图 23)。

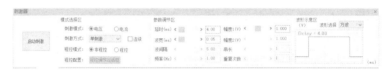

**附图 23　水平放置的刺激器参数调节视图**

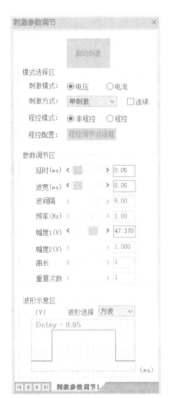

刺激参数调节视图从上到下或左从到右分依次为 4 各部分:"启动刺激"按钮、刺激模式选择区、刺激参数调节区、波形示意图。

1. **启动刺激**　单击启动刺激按钮可以按照刺激器当前设置参数启动 BL - 420N 系统硬件向外输出刺激信号。

2. **刺激模式**　刺激模式是控制刺激器工作的基本参数,包括电压、电流刺激模式的选择,程控、非程控刺激方式的选择,连续刺激和单刺激的选择等。

3. **参数调节区**　参数调节区调节单个刺激的基本参数,包括延时、波宽、幅度、频率等(附图 24)。

4. **刺激波形示意**　波形示意区显示调节参数后的刺激波形形状和参数,为用户提供直观的认识。

**附图 24　垂直放置的刺激器参数调节视图**

**图书在版编目(CIP)数据**

医学功能学科实验教程/严钰锋主编. —上海:复旦大学出版社,2023.8
医学整合课程系列教材
ISBN 978-7-309-16504-3

Ⅰ.①医…　Ⅱ.①严…　Ⅲ.①实验医学-医学院校-教材　Ⅳ.①R-33

中国版本图书馆 CIP 数据核字(2022)第 193798 号

医学功能学科实验教程
严钰锋　主编
责任编辑/王　瀛

复旦大学出版社有限公司出版发行
上海市国权路 579 号　邮编:200433
网址:fupnet@fudanpress.com　http://www.fudanpress.com
门市零售:86-21-65102580　团体订购:86-21-65104505
出版部电话:86-21-65642845
上海丽佳制版印刷有限公司

开本 787×1092　1/16　印张 11.25　字数 253 千
2023 年 8 月第 1 版第 1 次印刷

ISBN 978-7-309-16504-3/R·1996
定价:88.00 元